微信扫码获取配套学习资源
成为儿推会员即享超值福利

专家悉心讲解小儿推拿操作手法,帮你快速掌握程氏小儿经络推拿要领。

教学视频

专家在线一对一答疑解惑,帮你解决小儿推拿使用过程中遇到的各种问题。

专家答疑

加入小儿推拿科普圈,获取更多小儿推拿流派教学视频等专业、权威、系统的小儿推拿知识。

科普圈

无须下载　　免去注册　　省时提效

扫描二维码领取线上学习资源

1. 微信点击扫一扫;

2. 扫描本页二维码;

3. 关注"青岛出版社微服务"公众号。

·全国著名小儿推拿流派·

程氏小儿经络推拿

程凯 主审

田素领 主编

青岛出版社
QINGDAO PUBLISHING HOUSE

图书在版编目（CIP）数据

程氏小儿经络推拿 / 田素领主编 . –– 青岛：青岛出版社，2021.1
ISBN 978–7–5552–6538–2

Ⅰ . ①程… Ⅱ . ①田… Ⅲ . ①小儿疾病—经络—按摩疗法（中医）Ⅳ . ① R244.1

中国版本图书馆 CIP 数据核字 (2020) 第 243718 号

《程氏小儿经络推拿》编委会

主　审	程　凯
主　编	田素领
副主编	赵焕荣
编　委	吴　强　申莉丽　邵　蕊
	高霄英　李伟需

书　　名	**程氏小儿经络推拿**
	CHENGSHI XIAOER JINGLUO TUINA
主　　审	程　凯
主　　编	田素领
出版发行	青岛出版社
社　　址	青岛市海尔路 182 号（266061）
本社网址	http://www.qdpub.com
邮购电话	0532-68068026　13335059110
策划编辑	刘晓艳
责任编辑	王秀辉
装帧设计	毕晓郁
照　　排	光合时代
印　　刷	青岛双星华信印刷有限公司
出版日期	2021年3月第1版　2021年3月第1次印刷
开　　本	16开（172 mm × 244 mm）
印　　张	13
字　　数	180千字
图　　数	150
书　　号	ISBN 978-7-5552-6538-2
定　　价	45.00元

编校印装质量、盗版监督服务电话　4006532017　0532-68068050

本书建议陈列类别：中医保健　推拿按摩

前言

　　小儿推拿有着悠久的历史，凝结了上千年的智慧，为中华儿女繁衍生息做出了巨大的贡献。

　　百年历史的程氏针灸，基于其代表性传承人、经络实质研究首席科学家、国医大师程莘农院士对经络本质的深刻认识，结合了儿童生长发育的体质特点（即生机蓬勃，表现为阳常有余而阴常不足），形成了理论更完善、手法更轻柔、穴位更准确、效果更明显的小儿经络推拿法，包括小儿体质调节推拿、小儿换季保健推拿、小儿常见病预防保健推拿等系列手法处方。其中对于穴位的补泻，更加灵活多样，而不拘泥于顺补逆泄，根据操作时间长短、手法轻重、频率快慢来体现清补，突出穴位双向调节的特性。

　　程氏小儿经络推拿在临床中取得了很好的疗效和口碑，会遇到很多家长想自学一些小儿推拿手法，回家给孩子保健以及辅助治疗，但是由于家长们没有基础，不知道如何入手，担心随便推揉出问题。虽然市面上也有很多小儿推拿书籍，但是良莠不齐，家长更是无从分辨。为了更好地普及小儿推拿，让更多的孩子从中受益，因此就萌生了写书的想法，写一本容易上手、容易检索、容易居家对症处理的小儿推拿书。

　　本书在操作部分详述了治疗与保健的手法，家长在家可以根据孩子的状况各取所需。在穴位介绍部分，按照从上到下的顺序排列，便于随时查找使用。另外，不仅有穴位图示还增加了操作视频，更形象更直观，减少了文字描述、静态图像带来的误读或者理解偏差。

　　希望本书能让更多的父母掌握绿色疗法，让更多的孩子少受不必要的针药伤害，健康茁壮成长。

目 录
CONTENTS

19 · 天门

19 · 太阳

20 · 高骨(耳后高骨)

20 · 百会

21 · 眉心(印堂)

21 · 山根

22 · 准头(鼻准)

22 · 人中

23 · 迎香

23 · 承浆

24 · 牙关(颊车)

24 · 天柱骨

25 · 风池

第一章 总论

2 · 小儿生理发育特点

4 · 小儿疾病病因特点

6 · 小儿生理病理特点

8 · 小儿诊断常用方法

14 · 小儿推拿常用介质

16 · 小儿推拿适应证及注意事项

第二章 小儿推拿常用穴位

头面颈项部穴位

18 · 坎宫

18 · 四白

上肢部穴位

25 · 小横纹

26 · 胃经

27 · 肺经

28 · 脾经

29 · 肝经

29 · 洪池(曲泽)

30 · 肾顶

目录
CONTENTS

30 · 掌小横纹

31 · 心经

31 · 肾经

32 · 小肠

32 · 外八卦

33 · 大肠

33 · 外关

34 · 少商

34 · 四横纹

35 · 十王(十宣)

35 · 一窝风

36 · 肾纹

36 · 威灵

37 · 内劳宫

37 · 大横纹

38 · 板门

39 · 小天心

40 · 内八卦

40 · 总筋

41 · 列缺

41 · 三关

42 · 天河水

42 · 曲池

43 · 六腑

43 · 老龙

44 · 端正

44 · 虎口(合谷)

45 · 二人上马

45 · 五指节

46 · 精宁

46 · 外劳宫

胸腹部穴位

47 · 乳根

47 · 天突

48 · 中脘

48 · 关元

目
CONTENTS
录

57·肝俞

58·七节骨

58·龟尾

59·肺俞

下肢部穴位

59·阳陵泉

60·阴陵泉

60·血海

61·足三里

61·三阴交

62·丰隆

62·承山

63·委中

63·太冲

64·涌泉

49·胁肋

49·天枢

50·腹

51·脐

51·气海

52·乳旁

52·肚角

53·膻中

背腰骶部穴位

54·脊柱

55·肩井

55·大椎

56·脾俞

56·肾俞

57·胃俞

第三章 小儿推拿常用手法

常用单式手法

66·推法

68·揉法

目
录
CONTENTS

69 · 摩法

70 · 按法

71 · 拿法

71 · 摇法

72 · 运法

72 · 搓法

73 · 捣法

73 · 捻法

74 · 捏法

74 · 擦法

75 · 掐法

第四章 小儿常见疾病治疗

常用复式手法

76 · 黄蜂入洞

76 · 按弦走搓摩

77 · 运土入水

77 · 运水入土

78 · 打马过天河

80 · 感冒

84 · 发热

89 · 咳嗽

96 · 哮喘

102 · 呕吐

108 · 泄泻

117 · 便秘

121 · 厌食

126 · 腹痛

132 · 疳积

137 · 夜啼

目
CONTENTS
录

143 · 惊风

148 · 汗证

151 · 遗尿

157 · 小儿水肿

163 · 脱肛

167 · 口疮

171 · 婴儿湿疹

173 · 鼻炎

177 · 近视

179 · 儿童多动症

第五章 小儿保健推拿

184 · 小儿保健推拿手法

184 · 头面部推拿保健

186 · 颈项部推拿保健

187 · 上肢部推拿保健

189 · 胸腹部推拿保健

191 · 背腰骶部推拿保健

193 · 下肢部推拿保健

194 · 四季时令保健与推拿要点

194 · 春季小儿保健

195 · 夏季小儿保健

196 · 秋季小儿保健

197 · 冬季小儿保健

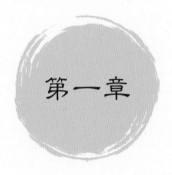

第一章

总 论

　　程氏小儿经络推拿结合儿童生长发育的体质特点（即生机蓬勃，表现为阳常有余而阴常不足），通过调整小儿的脏腑气血功能，提升宝宝抵抗力，从而达到防病治病的目的。其中对于穴位的补泻，更加灵活多样，而不拘泥于顺补逆泄，根据操作时间长短、手法轻重、频率快慢来体现清补，突出穴位双向调节的特性。

一 小儿生理发育特点

小儿各阶段生长发育有其固定的规律，主要体现在体格形态和功能上。

（一）体格发育特点

体格发育是小儿健康状况的衡量标准，其能够较全面地反映小儿营养、健康状况，是术者对小儿发育是否正常、患病与否做出正确判断的依据。小儿体格发育常数如下：

1. 身长

身长用于反映小儿营养和骨骼发育情况，身长的显著异常（低于正常值30%）提示疾病状况或营养不良。各节段身长正常值计算方式如下：

新生儿身长50cm。

出生后第一年内身长（cm）=50+2×月龄。

出生第二年后身长（cm）=75+5×年龄。

2. 体重

体重是衡量小儿生长及营养状况的重要指标，而根据体重计算用药量也是极其重要的治疗原则。体重增长过快提示肥胖症；增长过缓则提示营养不良或慢性病。正常情况下，小儿体重波动不应超过正常水平的10%。体重测量应在清晨空腹状况下进行。

新生儿体重约3kg。

小儿出生后1~6个月体重（kg）=3+0.6×月龄。

小儿出生后7~12个月体重（kg）=3.6+0.5×月龄。

小儿出生后2~12岁体重（kg）=8+2×年龄。

3. 头围

头围可用于诊断疾病。头围过小提示小头畸形，头围过大提示脑积水或某些先天愚型疾病。测量头围时，以卷尺从眉头上突起处，经枕后结节绕回一周。

新生儿头围约34cm；出生后6个月头围约42cm；出生后1年头围约46cm；出生后2年头围约48cm；出生后5年头围约50cm，与成人相近。

4. 胸围

胸围可用于诊断疾病,胸围过小提示营养不良、佝偻病,而过大则有可能是肺气肿。

测量胸围时,以卷尺从背部平肩胛骨下方,经乳头绕回一周。

新生儿胸围约 32cm;出生后 1 年胸围约 44cm(略小于头围);出生后 2 年胸围约 47cm(此后胸围超过头围)。

5. 囟门

囟门分前后囟门,小儿出生时并未完全关闭,于 18 个月左右才能完全闭合。其中,前囟门呈菱形,位于顶骨与额骨之间,于出生后 6 个月开始逐渐缩小,至 12~18 个月后完全闭合。后囟门在出生后 2~4 个月完全闭合。囟门迟闭可见于"五迟""五软"。

6. 牙齿

小儿长出乳牙和恒牙有固定的时间点,出牙时间过晚提示营养不良、先天愚型。一般儿童于出生后半岁开始长出乳牙;约 1 岁时有 8 颗乳牙,此后长出上下左右四颗第一乳磨牙,约 1 岁半时长出四颗尖牙,约 2 岁时长出四颗第二乳磨牙,至此共长出 20 颗乳牙。6 岁以后,乳牙逐渐脱落长出恒牙,并长出第一恒磨牙,12~15 岁左右长出第二恒磨牙,至此共长满 28 颗恒牙。

6~24 月龄小儿牙齿数可用下述公式计算:

牙齿数 = 月龄 −4 或 6。

7. 呼吸

年龄越小,呼吸频率越快。

一般 3 个月内小儿呼吸频率 40~45 次 / 分钟,4~6 个月小儿呼吸频率 35~40 次 / 分钟,6~12 个月小儿呼吸频率 30~35 次 / 分钟,1~3 岁小儿呼吸频率 25~30 次 / 分钟。

8. 脉搏

年龄越小,脉搏越快。

一般 1 岁内小儿脉搏 120~160 次 / 分钟,1~3 岁小儿脉搏 100~120 次 / 分钟,3~5 岁小儿脉搏 90~110 次 / 分钟,5~7 岁小儿脉搏 80~100 次 / 分钟,7~12 岁小儿脉搏 70~90 次 / 分钟。

（二）功能发育

1. 动作发育

小儿动作可以反映肌肉以及中枢神经系统发育情况。

其发育顺序大致为从上至下，从粗到精。一般而言，新生儿仅有反射活动和不自主活动，2个月后可于俯卧状态下做抬头动作，3~4个月时可于俯卧状态下抬起上半身，6个月后可自行翻身，7个月时可坐起，9个月时可爬行或借助外力站立，1岁时能独自站立，15个月时可独自行走。

2. 语言发育

语言功能反映中枢神经系统的发育情况。

新生儿只能发出啼哭声，5~6个月时能发出单一的音节，7~8个月时能发出叠音（如"妈妈""爸爸"），1岁后能以单字表达意思，1岁半时能用简单的语言表达要求，2岁时能与大人用简单的语言交流，4~5岁时能用完整的句子表达意图，7岁时能较好地运用语言。

需要注意的是，小儿的语言发育不仅与听觉、发音器官和神经系统有关，也与后天家长的教育和培养有关。耐心培养往往可使小儿语言功能发育较好。

3. 感觉发育

（1）视觉发育：新生儿能感受强光刺激，2个月后能注视物体，3个月时可用眼搜索物体，5个月时可辨别物体的形状、颜色，并开始认人。
（2）听觉发育：新生儿能感受强声刺激，3个月时可对声源定向。

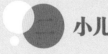

小儿疾病病因特点

儿科疾病的发病原因与成人并不完全相同，这是由小儿生长发育的特点决定的。小儿疾病发病原因大致有四类：

（一）先天禀赋不足

怀孕期妇女营养不良或妊娠期服用药物、接触放射线均可导致胎儿体重轻、抵抗力差、甚至出现畸形、残疾等。

胎儿分娩不当，也会导致特定的儿科疾病，如产钳等工具操作不当可导致头部血肿、新生儿斜颈；分娩时间过长可导致胎儿缺氧，出现惊厥、抽搐、夜啼等；胎儿早产可因禀赋不足导致发育过程中出现五迟、五软等表现；脐带结扎不当可引发脐风。

另外，某些时行疾病（如水痘）和与遗传有关的疾病（如哮喘、癫痫等）可以直接遗传给胎儿。

（二）后天喂养失宜

小儿不知饥饱亦无法用语言表达感觉，喂养过程中不注意观察可能会导致过饥或过饱，造成脾胃损伤。过度喂养可导致脾胃运化无力，产生腹胀、腹痛、食积、呕吐；婴儿过早断乳会导致营养不良，诱发疳证。

小儿挑食、偏食会导致食谱单一，营养不均衡，影响脾胃功能的正常运转，使气血化源不足，出现形体消瘦、面色无光等脾胃虚弱的表现。小儿营养不良可影响小儿发育。

（三）外感六淫邪气

小儿稚阴稚阳之体，脏腑娇嫩，容易受到外邪侵袭。外感病是儿科的常见病，可由风、寒、暑、湿、燥、火六淫致病。

1. 风邪

小儿腠理疏松，易受风邪侵袭，引发感冒、咳嗽、肺炎等肺系疾病。另外，风邪善行数变，病理改变迅速。外感风邪在初期属于表证，病位在卫分，如不能及时疏散风邪，则易于从外传内，化热化火。风邪与寒、湿之邪夹杂可引起痹证；与食积夹杂可引起发热、恶风、鼻塞流涕等肺系病与腹胀、呕吐等脾胃病一同出现的情况。

2. 寒邪

小儿稚阴稚阳之体，外感阴寒之邪或饮食生冷易导致寒邪犯肺、痰饮内停引发恶寒发热、咳嗽、鼻塞、流清涕、喘咳等症；寒邪直中脾胃可导致脾阳受损，引发腹痛、泄泻、小便清长、大便稀薄、四肢凉等症。寒性凝滞，还可导致血流不畅，不能温煦皮肤，出现体温低、皮肤僵硬、发冷等表现。寒邪日久可引发肾阳虚衰，出现精神恍惚、面白无华、小便清长、肢冷等表象。

3. 暑邪

小儿形体娇嫩,暑邪可引发高热、神昏;热极生风,可引动惊悸、抽搐等症。

4. 湿邪

暑多夹湿,小儿生理特性为脾常不足,湿邪易侵犯脾脏,导致脾阳不振,无以运化水湿,故暑季最易引起小儿腹泻。湿邪阻滞脾胃气机可导致食欲不振;湿热相合,流注经络,可引发痿证。

5. 燥邪

燥气应秋,与肺有关,肺为娇脏,易于受燥邪侵扰。燥邪多从口鼻侵入,容易损耗津液,使肺失润泽出现燥咳,临床上以干咳、口舌干燥、苔黄为表象。

6. 火邪

温热之邪可直接侵犯人体,而外感风、寒、暑、湿、燥邪日久也可化火。小儿感受火邪可生风动血,引发高热、神昏、抽搐、紫斑、出血等。

(四)时毒疫疠

小儿抵抗力低,容易感染时行疾病如麻疹、水痘、痄腮等,且具有很强的传染性。

三 小儿生理病理特点

(一)小儿的生理特点

小儿的生理特点为脏腑娇弱、形气不足和生机蓬勃、发展迅速两个方面。

1. 脏腑娇弱,形气不足

小儿时期各器官的形体发育和生理功能都是不成熟和不完善的,称之为"稚阴稚阳"。"阴"是指精、血、津液等物质,"阳"是指体内脏腑的各种生理功能。这一生理特点决定了他们体质嫩弱,御邪能力不强,不仅容易被外感、内伤诸种病因伤害而致病,而且一旦发病之后,病情变化多而迅速。小儿脏腑的形气相对表现为不足,其中以肺、脾、肾三脏尤为突出。而三者之间又相互联系,"脾常不足"而气血生化无源,"肾常虚"而气虚不纳,又往往导致肺气虚弱。

肺为娇脏,易受外邪侵袭。小儿肺常不足,生理功能活动未能健全,加之小儿寒温不能自知,家长护养常有失宜,故形成易患肺系疾病的内因、外因。肺为呼吸出入的通道,主一身之表,外邪犯入,不管从口鼻而入还是从皮毛进入,均先侵袭肺脏。因此,儿科感冒、咳嗽、肺炎喘嗽、哮喘等肺系疾病占儿科疾病发病率的前列。

脾为后天之本,气血生化之源。小儿脾常不足,乳食的受纳、腐熟、传导,以及水谷精微的吸收、转输功能均不成熟,加之小儿饮食不知自调,家长喂养常有不当,常常因为暴饮暴食或过食寒凉,损害了脾胃功能而导致疾病发生。脾胃功能受阻,则易发生呕吐、泄泻、腹痛、厌食、食积、疳证等脾系疾病,这类病证目前占儿科发病率的第二位。

肾为先天之本,小儿生长发育,以及脑髓、骨骼、耳、齿、头发等的形体与功能均与肾有着密切的关系。小儿先天禀受之肾精,须赖后天脾胃生化之气血不断充养,才能逐步充盛;小儿未充之肾气又常与其迅速生长发育的需求显得不相适应,因而称"肾常虚",肾虚则难以资助他脏,小儿生长发育将受到影响。儿科五迟、五软、解颅、遗尿、尿频、水肿等肾系疾病在临床上均属常见。

2. 生机蓬勃,发展迅速

小儿为"纯阳"之体,主要指小儿生机蓬勃、发育迅速的生理特点。小儿生长发育包括体格的发育和语言、动作的发育等方面。具体内容见"小儿生理发育特点"一节。

(二)小儿的病理特点

小儿的病理特点为发病容易、传变迅速和脏腑之气清灵、疾病易于康复两个方面。

1. 发病容易,传变迅速

小儿腠理不密,皮毛疏松,肺脏娇嫩,脾脏功能薄弱,肾气尚未充足,故易于感受各种时邪。邪从口鼻肌肤进入,肺卫受邪,易于发生流行性感冒、咳嗽、哮喘、麻疹、水痘等疾病;饮食不洁,邪从口入,脾胃受邪,易于发生泄泻、呕吐、痢疾、肝炎等脾胃病。而时行疾病一旦发生,又易于在儿童中互相传染,造成流行。

小儿不仅易于发病,而发病后又易于传变。主要表现为寒热虚实的迅速转化,即易虚易实、易寒易热。

小儿患病,邪气易盛而表现为实证,正气易伤而表现为虚证,因素体正虚、正不敌邪而易于由实转虚,因正盛邪却或复感外邪又易于由虚转实,而虚实夹杂之证在临床也很常见。例如:小儿不慎感受外邪而患泄泻,如风寒泄泻或湿热泄泻,皆属实证,若腹泻量大,未能得到控制,可能产生正虚阴伤,迅速发展成为脱水重症。脾肾阳虚证,又不慎感受外邪,可在一段时间内表现为阳水实证为主,或者本虚标实的虚实夹杂证候等,均属临证常见。

寒热是两种对立的,在一定条件下可相互转化的疾病证候属性。小儿由于"稚阴未长",故易见阴虚阳盛,表现为热证;又由于"稚阳未充",故易见阳气虚衰,表现为寒证。寒热和虚实之间也易于兼夹与转化。例如:风寒外侵之外寒实证,可迅速入里化热,形成里热实证。

认识小儿易虚易实、易寒易热的病理特点,以及小儿发病后病情易于转化和兼夹的特性,熟悉常见病证的病程以及转化规律,防微杜渐,预防危重症的出现,防变于未然,真正做到"治未病"。

2.脏腑之气清灵,疾病易于康复

小儿患病之后,易于传变,但由于小儿生机蓬勃,机体发育迅速,其生机旺盛,活力充沛,脏气清灵,修复再生能力强。此外,小儿疾病病因较为单纯,以外感六淫和内伤饮食居多,较少受七情的影响,痼疾顽症相对少于成人,治疗反应敏捷,随拨随应。故小儿患病之后,疾病恢复常常也比成人快,治愈率也比成人高。如能及时治疗,医之得法,其疗效往往较好。然而心阳虚衰、阴伤液竭、惊风神昏、内闭外脱等危重证候,需尽早预防和发现,及时抢救。

四 小儿诊断常用方法

(一)望诊

望诊,即医生运用视觉,对患儿全身或局部观察,获得与诊断疾病有关的资料。望诊的内容包括对全身状况诊察的整体望诊,如望神色、望形态;对局部状况诊察的分部望诊,如审苗窍、察二便、看指纹。小儿脏腑娇嫩,反应灵敏,内脏的疾病常常能较快地反映于外,因此望诊诊查的结果一般比较客观可靠。但是也要注意,儿科望诊时,要尽量使小儿安静,自然光线充足的地方进行,避免有色光线对诊断的影响。此外,望诊仅是四诊的一种,需与闻、问、切诊相合相参,才可做出正确判断。

1. 望神色

望神色,包括望精神状态和面部气色。神色望诊,可以对小儿患病状况有一个初步、总体的了解。

(1)望神:广义的神是指人体生命活动的外在体现,狭义的神是指精神、思维活动等。神是脏腑气血精津是否充足、和调的外在表现。望神包括望精神、意识、体态、面目等。目为五脏六腑精气之所汇聚,且内通于脑。肝开窍于目,而眼睛又是心灵的窗户,故望目的神态十分重要。

望神主要辨得神与失神。若精神振作,动作灵活,表情活泼,反应灵敏,面色红润光泽,两目有神、明润灵动,呼吸平顺调匀,语声啼哭清亮,是为得神,表明正气尚充、气血调和,即便有病也较轻。若精神萎靡不振,反应迟钝,动作迟缓或不由自主,表情淡漠,面色晦暗,目睛呆滞不活,呼吸浅弱或气促不匀,是为失神,是疾病甚至病重的表现。

(2)望色:望色主要望面部气色。中国人的常色为色微黄,透红润,显光泽。常用五色主病的望诊方法。

①面色青,多见于寒证、惊风、痛证、血瘀证。惊风常见眉间、鼻梁淡青,唇周、爪甲青紫。色青常伴啼哭不宁,为腹中寒凝的痛证。血瘀证色青见口唇青紫、呼吸急促,乃心阳不振,血脉瘀阻,常提示心肺系统疾病。

②面色赤,多为热证,又有表热、里热和虚热、实热之分。外感热证,表热常见面红目赤,恶寒发热;并伴有咽痛、脉浮等表现。里热常见面赤,呼吸气粗有力,高热烦渴;虚热常见潮热,午后颧红,虚烦不得眠。

若病重者见面红如妆或两颧艳红,而肢体厥冷,冷汗淋漓,多为虚阳上越的戴阳证,是阳气欲绝的危重证候。新生儿应面色白里透红。

③面色黄多为虚证、湿证,可见于疳积、黄疸、虫证等。黄疸属湿证,黄而鲜明如橘色是湿热,黄而晦暗如烟熏是寒湿。面色萎黄,是脾气虚弱;伴形体消瘦者,常见于疳证。面黄浮肿,是脾虚湿滞;面黄无华,常有腹痛,或睡时咬牙者见于虫积;有因过食胡萝卜、南瓜、西红柿等食物或阿的平等药物而面黄者,当另做判断。

④面色白,是气血不荣,不能上呈于面,络脉空虚所致,多为虚证、寒证、吐泻。阵阵面白,啼哭不宁,常为中寒腹痛;突然苍白,四肢发凉,出冷汗,多是阳气暴脱;面白无华,唇色淡白,爪甲苍白,多为营血亏虚,常见于小儿贫血;面色白且浮肿,或伴四肢水肿,多属阳虚水泛。面色㿠白者,常见于泄泻、呕吐重症。

⑤面色黑,主寒证、水饮证、血瘀证。小儿面色青黑,四肢手足厥冷,是阴寒内盛;面色灰黑暗滞,常伴有形体瘦弱,发育不良,多是肾气虚衰;面唇黧黑,多是心阳久衰;阳气不能

推动血液所致瘀血内停,血脉瘀滞,常伴唇指紫黑。面黑浅淡虚浮,常是肾阳亏虚,水饮内停。

2. 望形态

望形态,指望形体和望姿态。通过观察患儿的形体和姿势动态变化,可以初步推断病症的性质。

(1)望形体:形,指形体、外形,包括头囟、躯体、四肢、肌肤、毛发、筋骨、指甲等。从小儿形体的壮弱,可以测知五脏气血的盛衰,分析疾病的发生发展及预后。

凡小儿身高正常,胖瘦适中,皮肤柔润,肌肉壮实,筋骨强健,身材匀称,毛发发黑有光泽,是先天禀赋充足、发育良好、健康的外形表现。若形体瘦小,肌肉瘠薄,筋骨不坚,毛发稀疏、色黄,是营养不良的表现,常因先天不足或后天养护失宜。头大囟开,颈不能举,眼珠下垂,常为肾虚水积之解颅;囟门迟闭常见于佝偻病;前囟及眼眶凹陷者常见于腹泻导致的脱水。面浮肢肿,按之凹陷,是为水湿潴留;皮肤松弛,肌肉不实,是为脾胃气虚;肌肤干瘦,肤色苍黄,是为气血两虚;四肢枯细,肚腹膨大,形体羸瘦,额头青筋显现,多为疳证、脾虚夹积。指甲变脆,色苍白,为营血亏虚;指甲色紫或杵状者,为心阳不振,气滞血瘀。

(2)望形态:态,指动静姿态。动静姿态反映人体脏腑阴阳总体的平衡协调状态。多动少静为阳盛阴虚,多静少动为阴盛阳虚。而异常的动作姿态或被动体位,常能反映内脏疾病:嗜卧少坐,懒动无力,是阳气虚弱,或阴寒内积;仰卧伸足,揭衣弃被,常为实热炽盛;呼吸鼻扇,胸胁凹陷,气短急促常为肺炎;咳嗽喘促气短,动则喘甚,是肺脾气虚或肾不纳气;小儿喜俯卧,睡卧不安,常为乳食内积而致腹痛。喜侧卧者,常为胸胁疼痛;身振目直,四肢抽搐,是为肝风。

3. 审苗窍

苗窍指五官九窍。舌为心之苗,肝开窍于目,肺开窍于鼻,脾开窍于口,肾开窍于耳及前后二阴。脏腑病变,可在苗窍上有所反映。

(1)察舌:正常小儿的舌象表现为舌体灵活,伸缩活动自如,舌质淡红而润,舌苔薄白。因为心开窍于舌,正常的舌象反映了心的功能正常。

①舌体:小儿舌常伸出口外,久不回缩,或缓缓收回,称为吐舌;舌伸出唇外,来回拌动,旋即回缩,称为弄舌。吐舌常因心经有热,弄舌可为惊风先兆,或大病之后,心气不足,二者又皆可见于先天禀赋异常、智能低下者。舌体胖嫩,边有齿痕者为脾虚;舌体不能伸出唇外,转动不灵,说话不清,称为连舌,常因舌韧带过短。

②舌质:正常舌色淡红。舌质淡白为气血虚亏;舌质绛红有芒刺为热入营血;舌红质干为热盛伤阴;舌质紫暗为气滞血瘀。舌起粗大红刺,状如杨梅,称杨梅舌,常见于丹痧。

③舌苔：舌苔由胃气所生。新生儿多见薄白苔。舌苔白腻为寒湿内滞或食积内停；舌苔黄腻为湿热内蕴或乳食内停，积而化热。剥苔多为热性病伤阴津亏所致。舌苔花剥，经久不愈，状如地图，称为"地图舌"，多为胃阴不足所致。若舌苔厚腻垢浊不化，伴腹胀便秘者，称"霉酱苔"，为宿食内停，中焦气机阻滞，脾胃不能正常运化。小儿常有因服药、进食而染苔者，如吃橄榄、乌梅等可使舌苔染黑，吃牛乳、豆浆可使舌苔染白，吃橘子水、蛋黄可使舌苔染黄等，染苔的色泽较鲜，且浮浅，擦之易去，不可误认为病苔。

（2）察目：黑睛圆大，目珠运动灵活，目光有神，眼睑张合自如，是为肝肾精气充沛，精血可以上呈于目的表现。眼睑浮肿，是风水相搏，或肾气不足；眼睑开合无力，是元气虚惫，可见于重症肌无力；睡时露睛提示脾虚；两目呆滞，转动迟钝，是肾精不足；两目直视，瞪目不活，是肝风内动；白睛发黄，是肝胆湿热熏蒸，可见于黄疸；目赤肿痛，是风热上攻，或肝经热盛；目眶凹陷，啼哭无泪，是阴津大伤，常由于呕吐、泄泻脱水造成；瞳孔散大，对光反射消失，或瞳孔缩小或大小不等，是正气将亡、危重之证的表现。

（3）察鼻：主要观察鼻的分泌物，鼻塞流清涕，为外感风寒之邪，脉应浮；鼻流黄涕，为风热外感；长期鼻流浊涕，气味腥臭，为肺经郁热，甚至有化脓的倾向；鼻衄鲜血，为肺热迫血妄行；鼻翼扇动，气急喘促，为肺气闭郁，气道不通。

（4）察口：口，包括口唇、口腔、齿龈、咽喉。唇色淡白为气血亏虚；唇色青紫为血瘀证或寒证；唇色红赤为热证；唇色紫红为郁热互结。环口发青为惊风先兆；口唇干裂为热病伤阴导致阴津不足，或是阳气虚不能将津液上布。

口腔黏膜是望诊的重要内容之一。口腔破溃糜烂，为口腔炎症，常因心脾积热所致；口内白屑成片，状如鹅口，为鹅口疮；上下白齿间腮腺管口红肿如粟粒，按摩腮部无脓水流出者，为痄腮，有脓水流出者为发颐；若两颊黏膜有针尖大小的白点，周围红晕，为麻疹黏膜斑。

齿为骨之余，龈为胃之络。牙齿逾期不出，为肾气不足；齿龈红肿疼痛化脓，为胃火上冲，或是胃热熏蒸；寐中磨牙，是虫积证。

咽喉是肺和胃与外界联系的通道。外感时咽红咽痛为风热；色淡不痛多为风寒。咽部疱疹色红，为外感邪毒；乳蛾红肿，是肺胃之火上炎；乳蛾溢脓，是热壅肉腐；咽喉部有灰白色伪膜，擦之不去，重擦出血，常为白喉。

（5）察耳：耳是判断小儿体质强弱的标志之一，与肝、胆、肾三脏关系密切。小儿耳壳丰厚，颜色红润，是先天肾气充沛的表现。耳壳薄软，色淡不清则是先天肾气不足的证候；耳内疼痛流脓，多因肝胆火热所致；耳垂周围漫肿，乃风温邪毒传于少阳经络之痄腮的表现。

（6）察二阴：正常情况下，阴囊不紧不松，是肾气充足的表现。若松弛多为体虚，亦可见于发热；阴囊有肿物，时大时小，上推可消，常于啼哭时肿大加重，为小肠疝；阴囊肿痛，阴部潮红灼热或痒痛常见于肝经湿热下注。

肛门周围黏膜、皮肤潮湿红痛,多属尿布包裹太久引起的皮炎;直肠脱出肛外为中气下陷;肛门瘙痒,会阴部搔痕潮湿,常是蛲虫病;大便坚硬,且有鲜红血液滴注于上,常为肛裂。

4. 辨斑疹

斑疹常见于小儿外感时行病的病程中,如麻疹、风疹、水痘等,内伤病如紫癜亦可见。一般说来,点大成片,形态大小不一,不高出皮肤,压之不褪色者,称为斑;点小量多,如米粟,高出皮肤,压之褪色者,称为疹。

斑疹常分阴阳。阳斑指阳证热毒发斑,多见于温病热入营血,其斑大小不一,色泽鲜红或紫红,伴发热、烦躁、神昏等症。阴斑色淡红者多为气不摄血,色淡紫者多为阴虚内热。

疹有疱疹、丘疹,以疹内是否有液体而区分。疱疹内有液体,色白如晶,见于水痘;细小而表面隆起的含液的白色疱疹,色泽光亮,称为"白痦";疱疹内液混浊,见于脓疱疮。丘疹内无液体,细小暗红,先稀后密,面部尤多,常见于麻疹;斑丘疹大小不一,如云出没,此起彼伏,又称为"风团"。抓痕明显,常见于荨麻疹,为风邪客于肌肤、热在血分所致。

5. 察二便

新生儿出生后 3~4 天内,大便呈黏稠糊状,墨绿色,无臭气,日行 2~3 次,称为胎粪,为正常的生理现象。正常小儿的大便应色黄,偶带绿色,干湿适中,而稍有酸臭气。

大便变稀,每日排便次数及数量增加,是为泄泻。大便稀薄如水,色黄夹黏液,气味臭秽,为大肠湿热下迫;大便质稀而清,夹泡沫,臭气轻,腹痛重,为风寒泄泻;大便稀薄色淡,夹白色凝块或不消化食物,气味酸腐臭秽,为内伤乳食、不消化导致的泄泻;大便质稀溏,夹未消化物,色淡不臭,食后易泻,且患儿舌胖嫩边有齿痕为脾虚食滞不化;大便清稀,完谷不化,甚至滑泄不止,为脾肾阳虚泄泻。便泄赤白黏冻,伴里急后重,多为痢疾。

小便白清澈量多为寒;小便色黄量少为热,但夏季小儿饮水过少也会导致小便色黄量少。尿色红或呈褐色多为尿血,可由多种病症引起;鲜红者多为血热妄行,淡红者多为气虚不能摄血。若小便短少,淋沥不尽,色黄赤且有刺痛,为淋证;尿液浑浊如米泔水,为脾胃虚弱、中气下陷。

6. 看指纹

小儿指纹是指虎口至食指指端桡侧的浅表静脉。婴幼儿皮肤薄嫩,络脉易于显露,3 岁以下小儿常以看指纹作为望诊内容之一。

指纹分三关,自虎口向指端,第 1 节为风关,第 2 节为气关,第 3 节为命关。看指纹时,要将小儿抱于自然光线充足处,术者用左手食指、拇指握住小儿食指末端,用右手拇指在小儿食指桡侧从命关向风关轻轻按推几次,使指纹显露。

正常小儿的指纹为淡紫隐隐而不显于风关之上。小儿指纹望诊纲要,可以归纳为"浮沉分表里,红紫辨寒热,淡滞定虚实,三关测轻重"。浮是说指纹浮现,显露于外,主病邪在表;沉是说指纹深而不易显露,主病邪在里。需特别注意的是,纹色鲜红,多为外感风寒,而不是热证;色淡红不露,多为内有虚寒;纹色紫红,多为邪热瘀滞;纹色青紫,多为郁热内结;纹色深紫,或紫黑,提示热邪深重,多为瘀滞络闭,病情深重。指纹色淡,推之流畅,而不壅滞,主气血亏虚;指纹色紫,推之滞涩不畅,主实邪内滞,如食积、痰湿、邪热郁结等。三关是就指纹长短而言,纹在风关,示病邪初入,病情轻浅;纹达气关,示病邪进一步入里加重,邪气甚;纹进命关,甚至达指尖,称透关射甲,则可能提示病情危重。但需注意到,望指纹是一种辅助诊法,适合于 3 岁以内儿童。当望指纹的结果与症状、舌脉不符时,可"舍纹从症"。

(二)闻诊

闻诊,是医生运用听觉、嗅觉诊察病情的方法,包括听声音和闻气味。听声音包括听小儿的啼哭、呼吸、咳嗽、言语等,闻气味主要包括口中气味及排泄物气味。

1. 啼哭声

小儿的啼哭,有的属生理现象,有的因某种不适,也有的是各种病态的表现。

新生儿刚离母腹,便会发出响亮的啼哭。若初生不啼,则气逆不能通畅,便属病态,需紧急抢救。正常健康小儿啼哭声洪亮而长,并有眼泪。婴幼儿有各种不适时,也常以啼哭表示。例如:衣着过暖,口渴,饥饿或过饱,要睡觉,尿布潮湿等。不适引起的啼哭常哭闹不止,但解除了原因后,啼哭自然停止。病理性啼哭,若声音洪亮有力者多为实证;细弱无力者多为虚证;哭声低弱且目干无泪者多为气阴衰竭危证。哭声尖锐,时作时缓,弯腰曲背,多为腹痛;哭声响亮,面色潮红,注意是否发热;吮乳进食时啼哭拒进,注意是否有口腔溃破、口腔炎;啼哭声嘶哑伴呼吸不利,谨防咽喉急症;如喉头水肿、夜卧啼哭、睡卧不宁,为小儿夜啼。

2. 呼吸声

正常小儿呼吸平稳、均匀,声音轻柔。呼吸气粗急促,是肺气上逆而致;气急鼻扇,多为肺气闭郁;多见于肺炎喘咳;气喘痰鸣,为痰壅气道;鼻息稍促,张口呼吸,可能鼻塞;呼吸声弱,是为肺脾之气虚弱;呼吸微弱,声低不续,间歇如泣,防肺气将绝。

3. 咳嗽声

有声无痰为咳,有痰无声为嗽,有痰有声称为咳嗽。咳嗽声清扬,鼻塞流清涕,多为外感风寒;咳声重浊,痰稠色黄,为外感风热;干咳无痰,咳声稍嘶,为燥热伤津而致肺燥;咳声重浊,痰多喉鸣,为痰浊阻塞肺及气道;咳声嘶哑如犬吠,见于喉风或白喉;久咳声哑,为肺阴耗伤;久咳声轻无力,为肺脾之气虚弱;咳嗽阵作,并有回声,常为百日咳。

4. 言语声

正常小儿的言语声应当清晰、响亮。妄言乱语、语无伦次,称为谵语,此乃热入营血,扰动神明或邪陷心包,常见于温热病过程中,多属热扰心神或邪陷心包;声音细微,语多重复,时断时续,神志不清,称为郑声,多属虚证,常提示心气大伤。语声过响,多言躁动,常属阳热有余的实热证;语声低弱,断续无力,常属气虚。呻吟不休多为身体不适;高声尖呼,常为剧痛或惊风所致。语声重浊,伴有鼻塞,多为风寒束肺;语声嘶哑伴呼吸不利,多提示咽喉疾病。

5. 嗅气味

正常小儿口中无臭气。口气臭秽,多属脾胃积热,或肺胃之热上蒸,口气酸腐,多属饮食内停;口气腥臭,有血腥味,常见于齿衄,牙龈出血;口气臭腐,牙龈溃烂肿胀,为肺热肉腐,常见于牙疳。大便臭秽为大肠湿热积滞;大便酸臭为伤食积滞;便稀无臭下利清谷为虚寒泄泻,常提示脾肾两虚,小便臊臭短赤多为湿热下注膀胱;小便清长无臭多为脾肾寒证。

 五 小儿推拿常用介质

小儿推拿介质应针对病因选取,才能获得较大的治疗效果。

(一)水剂

水剂是用清水浸泡药物,待药物有效成分析出后(约30分钟),以汁水作为介质。常用水剂有麻黄浸液、桂枝浸液等。麻黄辛、温,可发汗、解表、平喘,作为介质可应用于运八卦、推三关、推天柱骨等手法,可加强推拿发汗、解表的功效。桂枝辛、甘、温,可解肌、温阳,作为介质应用于清肺经、推三关等手法,可增强解肌散寒的功效。

(二)汁剂

汁剂是以新鲜药物汁水为介质。

1. 鲜姜汁

以鲜姜汁加清水作为介质。鲜姜辛、温,可解表、散寒、止呕,作为介质应用于推天柱骨、捏脊、点风池等手法,可解表、散寒,治疗风寒感冒引起的头痛、项强;应用于揉板门、运八卦等手法,可温中止呕,治疗胃寒导致的呕吐、脘腹冷痛。

2. 鲜葱汁

以鲜葱白汁加清水为介质。葱白辛、温,可解表、发汗、通阳、利水,作为介质应用于推三关、拿风池、揉大椎等手法,可解表、发汗,治疗外感风寒引起的恶寒发热、头痛、鼻塞、流清涕。

3. 薄荷汁

以鲜薄荷茎叶汁加清水为介质。薄荷辛、凉,可散风、清热、透表,作为介质应用于清天河水、推天柱骨、水底捞明月等手法,可清热解表,治疗外感风热导致的头痛、鼻塞、汗出恶风。

（三）油剂

油剂是以融入药性成分的油为介质。

1. 芝麻油

芝麻油甘、淡、微温,可健脾、润燥、补虚,作为介质应用于摩腹、捏脊等手法,可健脾补虚,治疗因脾胃虚弱导致的食积。另外,芝麻油可起到润滑作用,适用于肌肤干燥的患儿。

2. 清凉油

可疏风、醒神、止痒、消肿,作为介质应用于开天门、运太阳、揉耳后高骨等手法,可清热、醒神,治疗中暑导致的头晕、呕吐,亦可涂抹于病变部位治疗蚊虫叮咬。

（四）膏剂

膏剂是以药油与凡士林油按一定比例混合而成的介质,常用膏剂如冬青膏可清热散邪、活血通络,作为介质应用于清肺经、清天河水等手法,可清热、散邪,治疗外感风热引起的感冒、发热;应用于局部点揉可治疗因跌打损伤导致的瘀血、疼痛、肿胀。

（五）粉剂

粉剂是以药物研磨成极细的粉末作为介质,常用粉剂如滑石粉、爽身粉、痱子粉,可清热、祛湿、止痒,可以作为皮肤润滑剂应用于绝大多数儿科手法,以避免皮肤损伤。

六 小儿推拿适应证及注意事项

（一）小儿推拿的适应证

小儿推拿的适应证广泛，按系统划分可分为小儿感冒、咳嗽、支气管哮喘等呼吸系统疾病，小儿腹泻、腹痛、呕吐、疳积等消化系统疾病，小儿遗尿等泌尿系统疾病，以及惊风、抽搐、夜啼、小儿麻痹症等其他系统疾病。但小儿推拿也有一定的禁忌证：如烈性传染病、开放性损伤、恶性贫血等严重的疾病。

（二）小儿推拿的注意事项

1. 治疗时机

小儿稚阴稚阳之体，发病及传变都很迅速，治疗时应尽早明确诊断、及时治疗，避免延误，造成病情加重或传变。

2. 穴位的选取

小儿推拿因病人形体娇嫩且不易配合，一般选取手和前臂等远离躯干的部位的穴位为主，配合少量躯干部穴位进行治疗；术者操作时取患者一侧手臂即可，通常取左手选取时以施术方便为原则。

3. 刺激量的选取

小儿形体娇嫩，易受损伤，故不宜选用过重的手法，刺激量不宜过大，避免患儿因疼痛出现不配合；术者手法操作以轻柔、和缓为佳。

4. 补泻操作

术者可根据患儿体质的强弱及病证的寒、热、虚、实，选取对应的补泻手法进行操作。操作时以手法作用力度大、频率快、时间短、逆经脉方向操作为泻；以作用力度小、频率慢、时间长、顺经脉方向操作为补。

5. 操作顺序

由于治疗容易引起疼痛，导致患者不配合，操作时应先取主穴，后取配穴，先采用轻刺激，后采用重刺激，尽量减少患者哭闹的情况，所有容易引起患儿哭闹的重刺激手法应安排于最后。一般是先头面，次上肢，次胸腹，次背腰，次下肢。

6. 疗程

儿科推拿单次治疗时间不宜过长，每次 10~20 分钟为宜，一般 1 日治疗 1 次，5~10 次为 1 疗程。家庭保健时，穴位可化整为零，随时操作。

微信扫描二维码
免费看教学视频

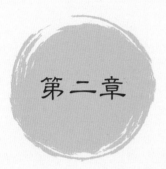

第二章

小儿推拿常用穴位

小儿推拿常用穴位,除了一般的传统针灸穴位以外,还有小儿推拿的特定穴位。按穴位分布可以分为:头面颈项部穴位、胸腹部穴位、背腰骶部穴位、上肢部穴位、下肢部穴位。

一 头面颈项部穴位

坎宫

【位置】 自眉心起沿眉毛至眉梢成一横线。

【操作】 两拇指自眉心向两侧眉梢分推,连续分推 30~50 次,称推坎宫。

【作用】 推坎宫的主要作用是疏风解表止头痛,醒脑明目。 常用于外感发热、头痛等症状,多与开天门、揉太阳等合用;若用于治疗目赤肿痛,多和清肝经、清心经、掐揉小天心、清天河水等同用。

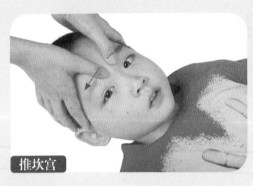

准确
定位

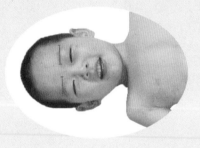

推坎宫

四白

【位置】 目正视,瞳孔直下,在眶下孔凹陷处。

【操作】 拇指或中指指腹按揉,称为揉四白穴,揉 20~30 次。

【作用】 揉四白穴主要用于治疗近视、目赤痒痛、口眼歪斜等。治疗小儿假性近视,常与揉睛明、太阳穴同用,治疗口眼歪斜常配合掐承浆、掐人中、按揉合谷等。

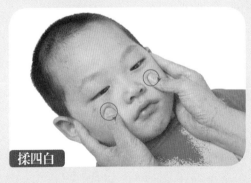

准确
定位

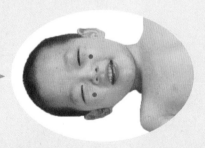

揉四白

天门

【位置】 两眉中间(眉心)至前发际成一直线。

【操作】 术者两拇指自下而上交替直推,推 30~50 次,称开天门。若自眉心推至囟门,推 30~50 次,则称为"大开天门"。

【作用】 开天门具有解表疏散风邪、镇静安神、开窍醒神的作用,故常用于外感发热、头痛等症,多与推坎宫、推太阳等合用。若惊惕不安、烦躁不宁多与清肝经等同用。佝偻病患儿慎用。

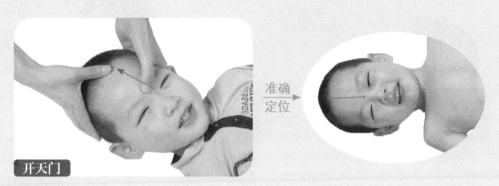

开天门 准确定位

太阳

【位置】 眉后凹陷处。

【操作】 术者用中指或食指端揉该穴,称揉太阳或运太阳,向眼方向揉为补,向耳方向揉为泻。用两拇指桡侧自眼向耳直推,称为推太阳。

【作用】 可清热、疏风解表、明目止头痛,主治头痛、发热、小儿惊风。 推太阳主要用于外感发热,揉太阳主要用于外感风寒。若外感表实头痛用泻法;若外感表虚、内伤头痛用补法。

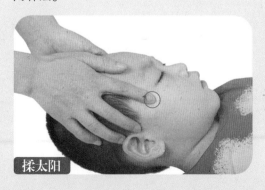

揉太阳

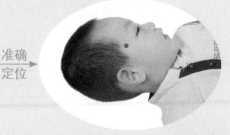

准确定位

高骨（耳后高骨）

【位置】 耳后入发际，乳突后缘高骨下凹陷中。

【操作】 术者用拇指揉耳后高骨下凹陷中，揉50~100次，称揉高骨。

【作用】 揉高骨：疏风解表，安神除烦，镇静安神，常用于治疗烦躁不安、神昏、惊风、头痛等症状。治感冒头痛时多与开天门、揉太阳、推坎宫等合用。

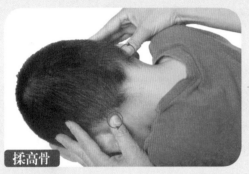

揉高骨

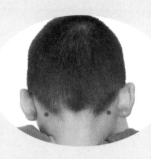

准确定位

百会

【位置】 头顶正中线与两耳尖连线的交点处，后发际正中直上7寸。

【操作】 术者用拇指端按或揉，按30~50次，揉100~150次，称按百会或揉百会。

【作用】 百会为诸阳之会，总理一身之阳气；且部位靠近脑，脑为元神之府，主理神智。按揉百会可安神镇惊，升举下陷的阳气。治疗惊风、惊痫、烦躁等病症，多与清肝经、清心经、掐揉小天心等合用；由于其具有升阳举陷的作用，故常用于遗尿、脱肛等病症，与补脾经、补肾经等合用。

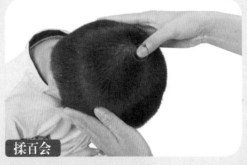

揉百会

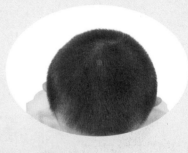

准确定位

眉心（印堂）

【位置】　两眉内侧端连线中点处，即眉心。

【操作】　术者用拇指甲在眉心处掐，掐 3~5 次，称掐眉心。用拇指或食指端揉，连续揉 20~30 次，称揉眉心。

【作用】　掐眉心：醒脑安神，治疗惊厥。治疗慢惊风，常与掐十王、掐人中、掐揉承浆等法合用。揉眉心：祛风，开通鼻窍，治疗感冒、头痛、常与开天门、推坎宫、按揉太阳等相配合。

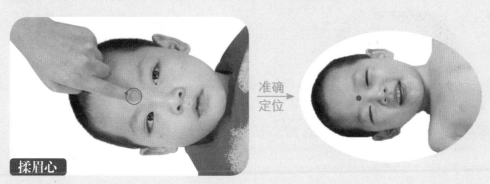

准确
定位

揉眉心

山根

【位置】　两目内眦中间，鼻根低凹处。

【操作】　术者用拇指或食指甲掐，连续 5 次，称掐山根。

【作用】　掐山根：开关窍，醒目、安神。治疗惊风、昏迷、抽搐等症，多与掐人中、掐老龙、掐十王等合用。此外，本穴有很好的诊断疾病的价值，如小儿脾胃虚寒或者惊风此处常青筋显露。

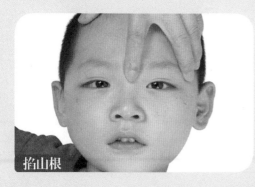

准确
定位

掐山根

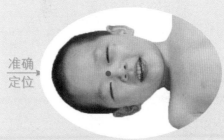

准头（鼻准）

【位置】 鼻尖端。

【操作】 术者用拇指甲掐，掐3~5次，称掐准头。

【作用】 掐准头：祛风镇惊。治鼻出血，与掐通天、掐上星、掐迎香合用；治昏厥与按揉内关、掐人中等合用。

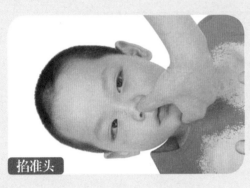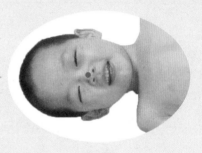

准确
定位

掐准头

人中

【位置】 人中沟正中线上1/3与下2/3交点处。

【操作】 术者用拇指甲或食指甲掐之，掐3~5次或醒后即止，称掐人中。

【作用】 掐人中：醒神开窍，该穴常用于急救，具有交通阴阳、回神醒厥的作用。对于不省人事、窒息、惊厥或抽搐疗效明显，多与掐十宣、掐老龙等合用。

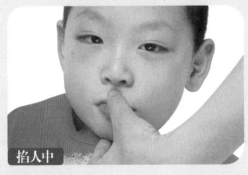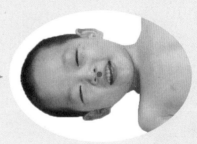

准确
定位

掐人中

迎香

【位置】 鼻翼旁 0.5 寸,鼻唇沟中。

【操作】 术者用拇指按揉,按 3~5 次,揉 20~30 次,称揉迎香。

【作用】 揉迎香:宣通肺气、通鼻窍。治疗感冒、慢性鼻炎或过敏性鼻炎等引起的鼻塞流涕、呼吸不畅,效果较好,多与清肺经、拿风池等合用。小儿面瘫嘴角歪斜时亦常用按揉迎香。

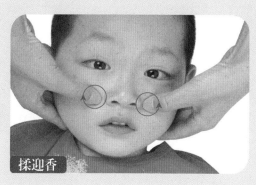

揉迎香

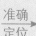

准确
定位

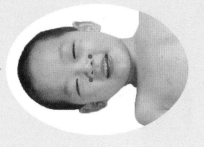

承 浆

【位置】 颏唇沟的中点。

【操作】 术者用食指指甲掐 3~5 次,称为掐承浆。

【作用】 承浆是手足阳明经与督脉、任脉四者的交会穴,可以交通任督二脉,联系人体阴阳,治疗一切昏厥。掐承浆常用于治疗惊风抽搐、癫狂、昏厥等病症,治疗齿龈肿痛、口歪流口水等,常配合合谷、牙关等穴。

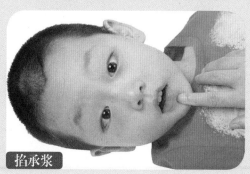

掐承浆

准确
定位

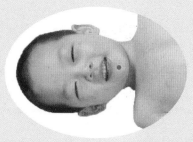

牙关(颊车)

【位置】 下颌角前上方一横指,用力咀嚼时,咬肌隆起处。

【操作】 术者用拇指按或食指揉,按10次,揉30~50次,称按牙关或揉牙关。

【作用】 按牙关主要用于牙关紧闭,具有开启口窍之功用;若口眼歪斜,则多用揉牙关,与按揉合谷同用,具有疏风止痛的作用。此外,揉牙关亦可治疗牙痛。

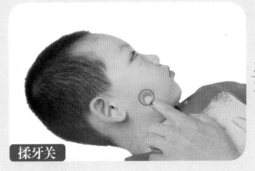

揉牙关

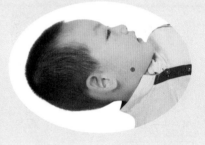

准确定位

天柱骨

【位置】 颈后发际正中至大椎穴成一直线。

【操作】 术者用拇指或食指、中指指面自上向下直推,推250次,称推天柱骨。

【作用】 推天柱骨:降逆止呕、祛风散寒、清热。治疗外感发热、颈项强痛等症多与拿风池、掐揉二扇门等同用,亦可治疗头项强痛;治疗呕恶多与横纹推向板门、揉中脘、揉足三里等合用亦可治疗颈项强痛。治用刮法多以汤匙边缘蘸姜汁或凉水自上向下刮至局部皮下有轻度瘀血,可治暑热发痧等症。

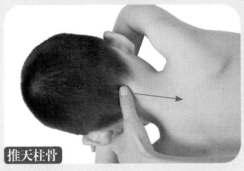

推天柱骨

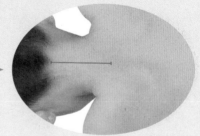

准确定位

风池

【位置】　在枕骨粗隆直下凹陷处,当斜方肌和胸锁乳突肌之间取穴。

【操作】　用拇指按揉或者拿法,称为揉风池和拿风池,揉 5~10 次。

【作用】　拿风池可发汗、疏风解表、祛风散寒,常配合开天门、揉二扇门等增强发汗之功效,用于治疗感冒发热无汗的表实证。此外,还可治疗目眩、头项强痛等病症。

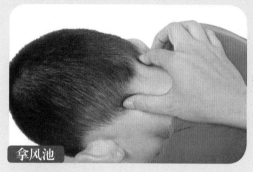
拿风池

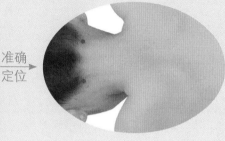
准确定位

二　上肢部穴位

小横纹

【位置】　掌面食、中、无名、小指掌指关节横纹处。

【操作】　推小横纹:术者一手将患儿四指固定,用另一手拇指从患儿食指横纹处推向小指横纹处,推 100 次。

【作用】　推小横纹:退热,消除肿胀,散瘀结。可治疗脾胃郁热,口唇溃烂、腹胀等症。脾虚腹胀者,配合补脾经;食积损伤脾胃者,配合揉脐、清补脾经、运八卦;口唇破裂,口舌生疮者,常与清脾经、清心经、清天河水合用。推小横纹也常用于治疗肺部干性啰音。

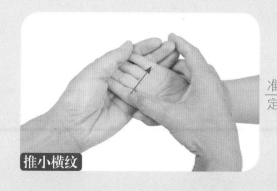
推小横纹

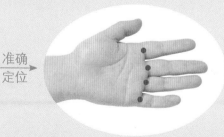
准确定位

胃经

【位置】 拇指掌面近掌端第一节。

【操作】 有补胃经与清胃经之分。

补胃经：术者一手持小儿拇指以固定,另一手以拇指螺纹面旋推患儿拇指掌面近掌端第一节,推 100~300 次。

清胃经：术者以拇指端自指间关节横纹向指根方向直推 100~300 次。

补胃经和清胃经统称推胃经。

【作用】 补胃经：健脾胃,助运化,补养中焦。 清胃经：清中焦脾胃湿热,和胃降逆,清泻胃火。

补胃经常用于脾胃功能虚弱导致的消化不良、腹胀、不思饮食等症,常与补脾经、揉中脘、摩腹、按揉足三里等合用。清胃经常用于胃气上逆呕恶、便秘食少等症状,亦用于治疗胃中有实火、火热伤阴或胃火上炎导致的发热烦渴、衄血等实证,多与清脾经、清大肠、推天柱骨、退六腑等同用。

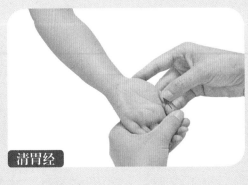

清胃经

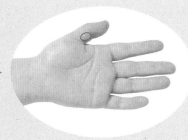

准确
定位

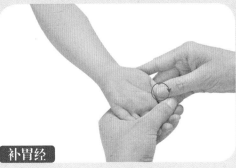

补胃经

肺经

【位置】　无名指末节螺纹面。

【操作】　有补肺经和清肺经之分。

　　补肺经：术者一手持患儿无名指以固定，另一手以拇指螺纹面旋推患儿无名指末节螺纹面 300 次。

　　清肺经：术者一手持患儿无名指以固定，另一手以拇指从指端向指根方向推 300 次。

【作用】　补肺经：补肺气。 清肺经：宣肺清热，疏风解表，止咳化痰。 补肺经常用于肺气虚损引起的虚性咳喘、自汗、气短等，常与补脾经、推上三关等合用。清肺经常用于肺热喘咳、感冒发热等实证。此外，肺与大肠相表里，清肺经还可治疗肺热下移大肠导致的便秘，多与清天河水、退六腑、顺运内八卦等同用。

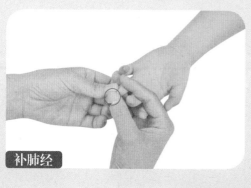

补肺经

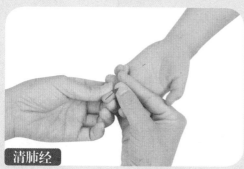

清肺经

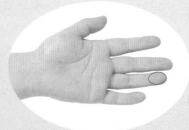

准确定位

脾 经

【位置】 拇指末节螺纹面。

【操作】 操作时有补脾经与清脾经、清补脾经的区别。

补脾经：术者一手持患儿手以固定，另一手以拇指螺纹面旋推患儿拇指螺纹面；或以拇指端循患儿拇指指尖桡侧缘向指根方向直推300次。

清脾经：术者一手持患儿拇指伸直以固定，另一手以拇指指端由指尖向末节横纹直推300次。由指尖到指根来回推之为清补脾经。

【作用】 补脾经：健脾胃，补气血，用于脾胃虚弱和气血不足的患者；清脾经：清热利湿，化痰止呕。清补脾经（平补平泻）能调和脾胃，活血顺气。

补脾经常用于脾胃虚弱引起的食欲不振、消化不良、肌肉薄弱等症状，常与补胃经、揉中脘、摩腹、按揉足三里等合用，补益中焦脾胃而巩固后天之本，增加对疾病的抵抗力。清脾经常用于湿热困脾、皮肤发黄、恶心呕吐、食积腹泻等实证，多与清胃经、清大肠、揉天枢等合用。

清补脾经是平补平泻的手法，能消食和胃、加强消化功能，常用于治疗饮食停滞、脾胃功能失调引起的胃脘胀闷、吞酸、腹泻、呕吐、不思饮食等病症，多与运八卦、揉板门、分推腹阴阳等相配合。

应该特别注意的是，小儿脾胃功能本身就偏于虚弱，以虚证为多，不宜攻伐太过，一般多用补法，身体强壮且确实有实邪困脾时才可使用清法。

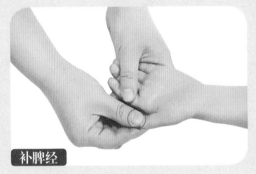

补脾经

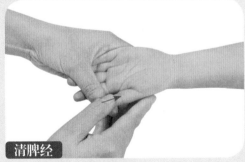

清脾经

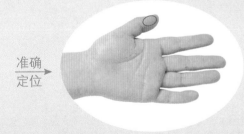

准确
定位

肝经

【位置】 食指末节螺纹面。

【操作】 术者一手持患儿食指以固定,另一手以拇指端自指尖向指根方向直推100次,为清肝经。

【作用】 清肝经:平肝阳、泻火、息风镇惊、除烦。清肝经常用于肝阳化风引起的惊风、抽搐等症或是肝火旺引起的烦躁不安、五心烦热等实证,多与掐人中、掐十宣、揉小天心等合用。

应该注意的是,肝经病症以实证为多,故肝经宜清不宜补,若确实肝虚应补时,则需补肝经后加用清肝经,或以补肾经代之,称为滋水涵木法,即遵守中医"虚则补其母"的治疗原则。

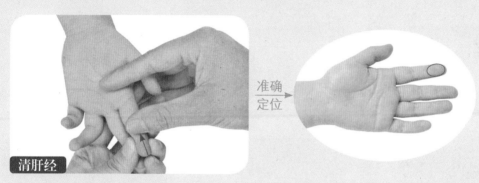

准确定位

清肝经

洪池(曲泽)

【位置】 当肱二头肌肌腱内侧,属手厥阴心包经。

【操作】 术者一手拇指按穴位上,一手拿患儿四指摇之,摇 5 次,称按摇洪池。

【作用】 按摇洪池:疏通经络,调和气血,泻血分之热。主要用于气血不和导致的关节疼痛,多与按、揉局部和邻近穴位如曲池等配合应用。按洪池能泄血热、清心热,常与清天河水、清心经同用。

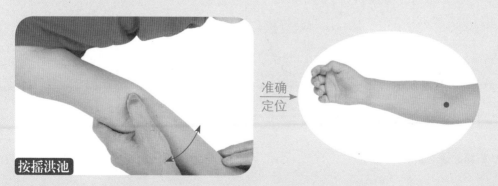

准确定位

按摇洪池

肾顶

【位置】 小指顶端。

【操作】 术者一手持患儿小指以固定,另一手中指或拇指端掐患儿小指顶端,掐100~500 次,称掐肾顶。

【作用】 掐肾顶:固敛元气,固表止汗。常用于元气虚弱、卫表不固引起的自汗、盗汗或大汗淋漓不止,以及先天不足导致的解颅等症。阴虚盗汗,多与揉肾经、补肺经等同用;阳虚自汗常配补脾经、补肾经。

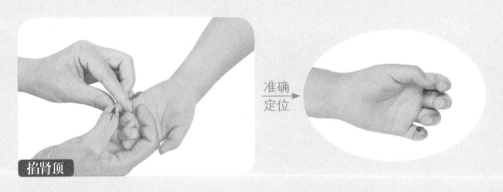

准确
定位

掐肾顶

掌小横纹

【位置】 掌面小指根下,尺侧掌纹头。

【操作】 术者一手持患儿的手,另一手中指或拇指端按揉患儿小指根下尺侧掌纹头,揉 100~500 次,称揉掌小横纹。

【作用】 揉掌小横纹:清上焦热,散郁结,宽胸,宣发肺气,化痰止咳平喘。此穴是治小儿百日咳、肺炎的要穴,可治疗肺部湿性啰音。揉掌小横纹经常用于喘咳、口舌生疮等,治喘咳常与清肺经、退六腑同用;治疗口舌生疮常与清胃经、清心经、清天河水同用。

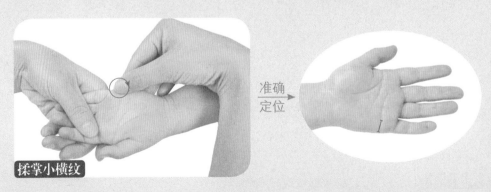

准确
定位

揉掌小横纹

心经

【位置】 中指末节螺纹面。

【操作】 术者一手持患儿中指以固定,另一手以拇指从指端向指根方向直推100~300次,为清心经。用掐法称为掐心经。

【作用】 清心经:清热,退心火。经常用于心火亢盛、热扰神明所致高热神昏,或心火上炎引起的面赤口疮,或心火影响小肠导致的小便短赤等,多与清天河水、清小肠等同用。应该注意的是,本穴宜用泻法而不宜用补法,因补法可能有引动心火之弊端。若气血不足而见心烦不安、睡卧露睛等症,需用补法治疗时,可补后加清,或以补脾经代之。

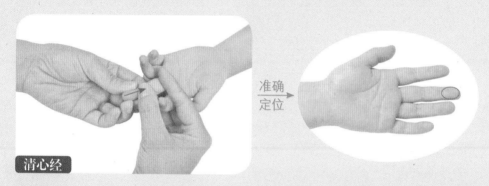

准确定位

清心经

肾经

【位置】 小指末节螺纹面。

【操作】 术者一手持患儿手以固定,另一手以拇指从指间关节向指尖直推300次,为补肾经。

【作用】 补肾经:补肾益脑,温补下焦。补肾经常用于先天不足、久病体虚、肾虚导致的久泻、尿频、遗尿、虚汗、盗汗、少气喘息等症,多与补脾经、补肺经、揉肾俞、擦命门等合用。

需要特别注意的是,肾经穴临床上用补法,需用清法时,多以清小肠代之,否则易造成肾虚证。

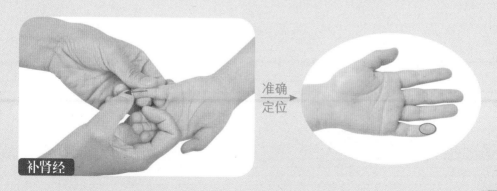

准确定位

补肾经

小 肠

【位置】 小指尺侧边缘,自指尖到指根成一直线。

【操作】 有补小肠和清小肠之分。

补小肠:术者以一手持患儿小指以固定,另一手以拇指螺纹面由患儿指尖推向指根 300 次。

清小肠:术者以一手持患儿小指以固定,另一手以拇指螺纹面由患儿指根推向指尖 300 次。

【作用】 补小肠:温补下焦,治疗下焦虚寒证。清小肠:清利下焦湿热,泌别清浊。

补小肠常用于下焦虚寒、多尿、遗尿,常与补脾经、揉肾俞、擦腰骶部合用。清小肠多用心经有热,移热于小肠导致的小便短赤、癃闭等,或是小肠不能分清别浊导致的水泻等病症,常配合清天河水,可加强清热利尿的作用。

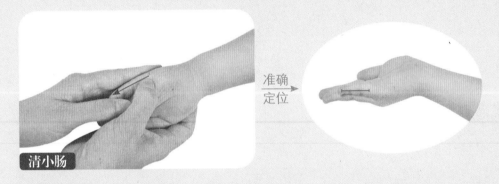

清小肠

外 八 卦

【位置】 掌背外劳宫周围,与内八卦相对处。

【操作】 术者一手持患儿四指令掌背向上,另一手拇指顺时针方向做运法,运 100 次,称运外八卦。

【作用】 运外八卦:理气宽胸,散结消滞,利血脉。治疗气滞胸闷、腹胀、便秘等症,多与摩腹、揉脐、揉中脘、揉膻中等合用。

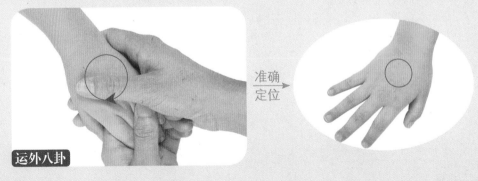

运外八卦

大肠

【位置】 食指桡侧缘,自食指尖至虎口成一直线。

【操作】 有补大肠与清大肠之分。

补大肠:术者以一手持患儿食指以固定,另一手以拇指螺纹面由患儿食指尖直推向虎口 100 次,称补大肠。

清大肠:术者一手持患儿食指以固定,另一手以拇指螺纹面由患儿虎口推向食指尖 100 次,称清大肠。

【作用】 补大肠:涩肠固脱,温肠止泄,用于大肠虚寒。 清大肠:清利肠腑,除湿热,导积滞,用于肠腑湿热郁积。

补大肠常用于虚寒腹泻、气虚脱肛等病症,常与补脾经、补肾经、分推腹阴阳等合用。清大肠常用于大肠湿热、积食滞留肠道、身热腹痛、大便秘结或者湿热泄泻等病症。常与清天河水、退六腑、清肺经、分推腹阴阳、揉龟尾、推下七节骨等同用。

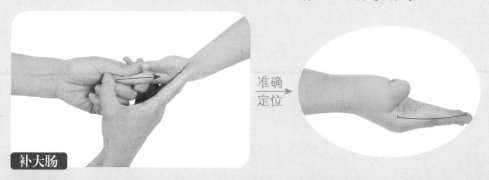

准确定位

补大肠

外关

【位置】 腕背横纹上 2 寸,尺骨、桡骨之间。

【操作】 术者用拇指甲掐或揉,掐 5 次,揉 200 次,称掐揉外关。

【作用】 掐揉外关:通络止痛,清热解表,条畅周身气机。常用于治疗小儿感冒,腹泻腹胀,呕吐,头项、腰背疼痛。

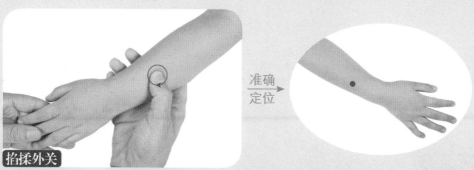

准确定位

掐揉外关

少 商

【位置】 拇指末节桡侧距指甲角约 0.1 寸处。

【操作】 术者一手持患儿手以固定,另一手以拇指甲掐穴位处,掐 3~5 次,称掐少商。

【作用】 掐少商:清热利咽,开窍醒神。 泻肺热治疗感冒发热、咽喉肿痛、心烦、口渴等;醒脑开窍可治疗昏迷。此外,还可以治疗疟疾。

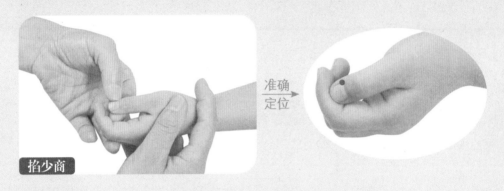

掐少商

四横纹

【位置】 掌面食、中、无名、小指第 1 指间关节横纹处。

【操作】 有掐四横纹与推四横纹之分。

掐四横纹:术者一手持患儿四指尖固定,另一手以拇指甲自食指至小指依次掐揉,掐 5 次。

推四横纹:术者一手将患儿四指并拢,另一手以拇指螺纹面从患儿食指横纹处推向小指横纹处,推 300 次。

【作用】 掐四横纹:清热除烦,祛瘀散结。推四横纹:行气和中、调气血、除胀满。用治胸闷、痰多咳喘,多与推肺经、推膻中等合用;治疗疳积、腹胀、消化不良等症,常与补脾经、捏脊、揉中脘、按揉足三里等合用。

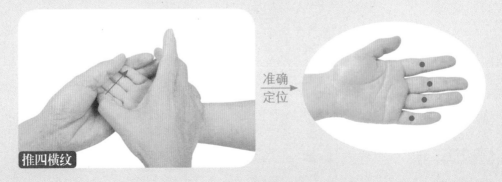

推四横纹

十王（十宣）

【位置】　十指指尖指甲内赤白肉际处。

【操作】　术者一手握患儿的手,使手掌向外,手指向上,以另一手拇指甲逐指掐之,各掐3~5次,或醒后即止,称掐十王。

【作用】　掐十王:泻热、开窍醒神。 主治高热惊风、抽搐、烦躁不安、精神恍惚、昏厥、两目上视等症。多与掐人中、掐老龙、掐少商、掐捣小天心等合用。

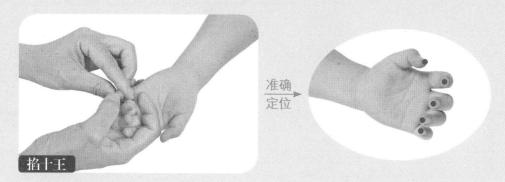

掐十王　　准确定位

一窝风

【位置】　手背腕横纹正中凹陷处。

【操作】　术者一手握持患儿的手,另一手以中指或拇指端按揉穴处,揉100次,称揉一窝风。

【作用】　揉一窝风:行气,温中,通络止痛,通利关节。 常用于外寒侵袭、内伤饮食等原因引起的腹痛,多与拿肚角、推三关、揉中脘、摩腹、揉脐等合用。多揉可治疗寒滞经络引起的痹痛。

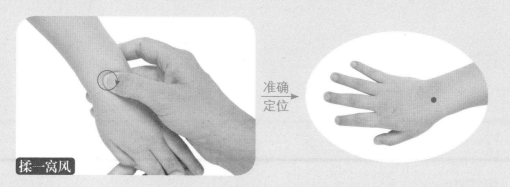

揉一窝风　　准确定位

肾纹

【位置】 手掌面,小指第二指间关节横纹处。

【操作】 术者一手持患儿小指以固定,另一手中指或拇指端按揉患儿小指第二指间关节横纹处,揉 100~500 次,称揉肾纹。

【作用】 揉肾纹:祛风明目,散瘀结,主治目赤、鹅口疮、热毒内陷等。治疗目赤肿痛,常与清心经、清肝经合用。治疗口舌生疮,常与清心经、清胃经同用。治疗热毒内陷导致的高热、呼吸气凉、手足逆冷等症,常与清心经、清肝经、退六腑、揉小天心、清天河水同用。

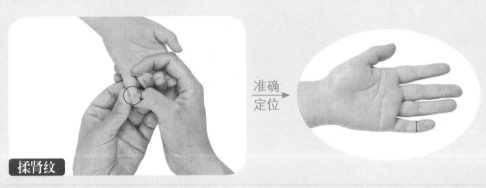

揉肾纹　　　　准确定位

威灵

【位置】 手背第 2、第 3 掌骨歧缝间。

【操作】 术者一手持患儿四指,令掌背向上,另一手拇指甲掐穴处,掐 5 次,或醒后即止,称掐威灵。

【作用】 掐威灵:醒神开窍,主要用于暴厥、昏迷时的急救,常与掐精宁、掐老龙、掐十宣同用,加强开窍醒神作用。

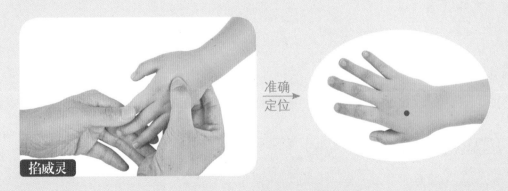

掐威灵　　　　准确定位

内劳宫

【位置】　掌心中,第2、第3掌骨之间,握拳屈指时中指尖处。

【操作】　术者一手将患儿手固定,另一手以拇指端或中指端揉,揉100次,称揉内劳宫。

【作用】　揉内劳宫:清热除烦,主要治疗心经有实热。揉内劳宫常用于治疗心经有热所致口舌生疮、身热烦渴等症,常与清小肠、清心经、掐揉小天心等同用。

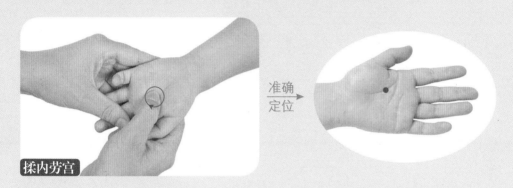

揉内劳宫

准确定位

大横纹

【位置】　仰掌,掌后横纹。近拇指端称阳池,近小指端称阴池。

【操作】　术者两手相对夹持患儿手,两拇指置患儿掌后横纹中央。由总筋向两旁分推,推50次,称分推大横纹,又称分阴阳;自两侧向总筋合推,推50次,称合推大横纹,又称合阴阳。

【作用】　分阴阳:调和阴阳气血,消食行滞。合阴阳:化痰散结。分阴阳多用于阴阳不调、卫气与营血不和所致的寒热往来、烦躁不安,以及乳食停滞、消化功能受阻引起的腹胀、腹泻、呕吐等症,多与掐总筋合用。虚寒证重分阳池,实热证重分阴池。合阴阳多用于多痰、咳嗽、哮喘、胸闷等症,与清天河水、揉肾纹同用,可以增强化痰散结的作用。

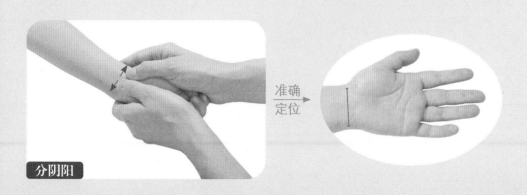

分阴阳

准确定位

板门

【位置】 手掌大鱼际部。

【操作】 有揉板门、板门推向横纹和横纹推向板门之分。

术者以一手持患儿手以固定,另一手拇指端揉患儿大鱼际平面,揉100次,称揉板门;用推法自指根推向腕横纹,推150次,称板门推向横纹;反向推150次,称横纹推向板门。

【作用】 揉板门:健脾和胃、消食化滞,运化调达上下之气。横纹推向板门:和胃降逆止呕。板门推向横纹:补脾止泻。

揉板门常用治乳食积聚、消化不良引起的食欲不振或腹胀、腹泻、嗳气、呕吐等症,常与推小横纹、按揉足三里、按揉中脘等合用。横纹推向板门止呕吐,常与清胃经同用。板门推向横纹止泻,常与推脾经、推大肠、推小肠、揉龟尾、推上七节骨合用。

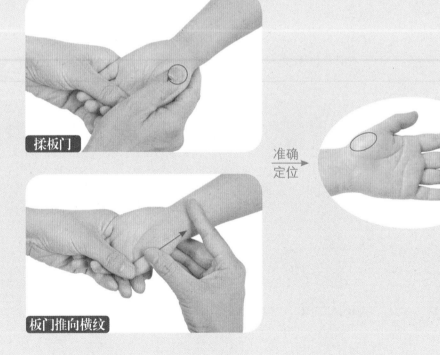

揉板门

板门推向横纹

准确
定位

小天心

【位置】 大小鱼际交接处凹陷中。

【操作】 有揉、捣小天心之分。

术者一手持患儿四指以固定,掌心向上,另一手中指端揉 100 次,称揉小天心; 用中指尖或屈曲的指间关节捣 30 次,称捣小天心。

【作用】 揉小天心:镇惊、清热、明目、利尿。捣小天心:镇惊安神,治疗小儿神志不安。

揉小天心主要用于心经有热、心火上炎而导致的目赤肿痛、口舌生疮,热扰神明引起的惊惕不安,以及心经有热移于小肠而见小便短赤等病症,常与清心经、清天河水、清肝经等同用。揉小天心还可用于新生儿硬皮病、黄疸、遗尿、水肿、疹出不透等。

捣小天心常用于惊风抽搐、夜啼、惊惕不安等心神不安的疾病。若惊风眼翻、斜视与掐老龙、清肝经等合用。 眼上翻者则向下捣; 右斜视则向左捣; 左斜视则向右捣。

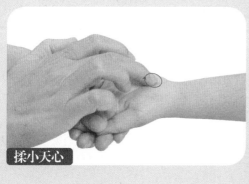

揉小天心

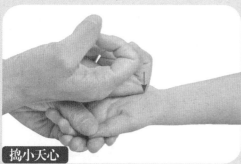

捣小天心

准确
定位 →

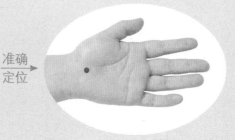

内八卦

【位置】 手掌面,以内劳宫为圆心,从圆心至中指根横纹的 2/3 处为半径,所作圆周,八卦穴即在此圆周上。

【操作】 术者一手持患儿四指以固定,掌心向上,用拇指螺纹面做运法,运 50 次,称运八卦,顺时针为顺运内八卦,逆时针为逆运内八卦。

【作用】 顺运内八卦:宽胸理气,止咳化痰,行滞消食。逆运内八卦:降气平喘。 顺运内八卦主要用于痰结所致的咳嗽、哮喘、胸闷、乳食内伤、呕吐、泄泻、腹胀及不思饮食等症,多与推脾经、推肺经、揉板门、按揉足三里、揉中脘等合用。逆运内八卦主要用于咳喘、呕吐等,多与补脾经、补肺经、推膻中等同用。顺运止泻,逆运止呕。

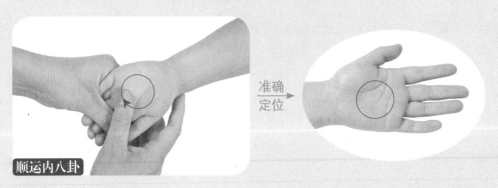

准确定位

顺运内八卦

总筋

【位置】 掌后腕横纹中点。

【操作】 有揉总筋和掐总筋之分。术者一手持患儿四指以固定,另一手拇指端按揉掌后腕横纹中点 50 次,称揉总筋;用拇指甲掐 5 次,称掐总筋。

【作用】 揉总筋:通调全身气机,用于治疗气机逆乱的疾病。 掐总筋:清热散结,镇惊止痉。掐总筋治疗口舌生疮、潮热、夜啼等实热证,常与清天河水、清心经、清肝经等合用;治疗惊风抽搐,常与掐人中、掐老龙等同用。

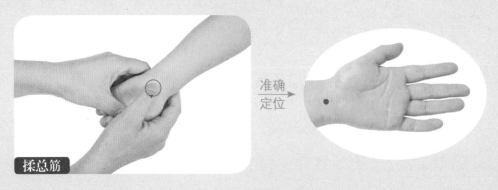

准确定位

揉总筋

列缺

【位置】　在桡骨茎突上方,腕横纹上 1.5 寸。

【操作】　术者一手持患儿手,另一手用拇指甲掐穴处,或拇指、食指拿穴处,掐 5 次,拿 10 次,称掐拿列缺。

【作用】　掐拿列缺:疏风宣肺,醒脑开窍,且善于治疗头面部及颈项部的病变。治疗感冒无汗,常与推坎宫、揉太阳、按揉合谷等合用。治疗惊风、昏厥,常与掐人中、掐老龙、掐十王等同用。治疗面瘫,常与揉地仓、合谷、颊车同用。治疗颈项部疾病,常配合按揉天柱、按揉风池。

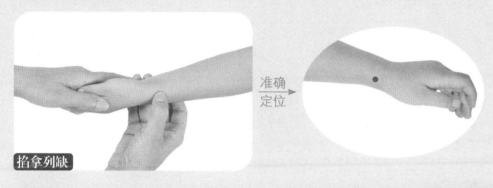

准确定位

掐拿列缺

三关

【位置】　前臂桡侧缘,腕横纹至曲池成一直线。

【操作】　术者一手握持患儿手,另一手以拇指桡侧面或食指、中指自腕横纹推向肘横纹,横纹推 300 次,称推三关。

【作用】　推三关:穴性温热,可温补阳气散寒,主治一切虚寒病症,又可补气、行气、发汗解表、透疹。常用于治疗气血虚弱、下焦虚寒、命门火衰、阳气不足引起的四肢厥冷、食欲不振、面色无华、疳积、呕吐、泄泻等症,多与补脾经、补肾经、揉命门等合用;治疗风寒感冒、畏寒无汗或疹出不透等症,多与清肺经、掐揉二扇门等合用。

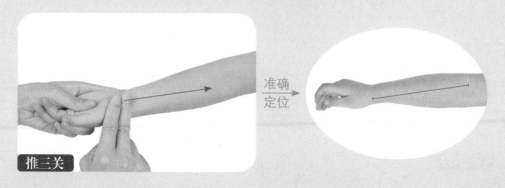

准确定位

推三关

天河水

【位置】 前臂正中,自总筋至洪池(曲泽)成一直线。

【操作】 术者一手持患儿手,另一手食指、中指自腕横纹推向肘横纹300次,称清(推)天河水。或者以食指、中指弹打天河水,称为打马过天河。

【作用】 清天河水:本法性凉,清热力平和,可清热泻火除烦,亦可解表。善于清卫分及气分之热,清热而不伤阴,适用于治一切热证。多用于烦热、口舌干燥、口腔生疮、小儿夜啼等症,常与清心经、清肝经、退六腑同用。打马过天河的清热之力大于清天河水,多用于高热实证。清天河水还可治疗外感风热所致感冒发热、头痛、咽痛等症,则多与开天门、揉太阳等同用。

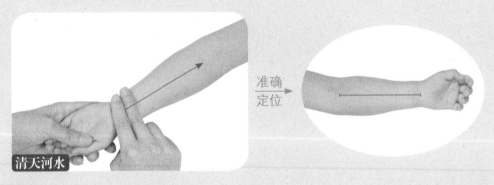

准确定位

清天河水

曲池

【位置】 屈肘,肘横纹外侧纹头与肱骨外上髁连线的中点,属手阳明大肠经。

【操作】 先使患儿屈肘,术者一手托住其腕部不动,另一手握住患儿肘部,以拇指甲掐之,继以揉之,掐揉50次,称掐揉曲池。

【作用】 掐揉曲池:解表退热,利咽,泻大肠积热,亦治疗上肢肘部疾病。 主治风热感冒、咽痛、上肢痿软、肘关节不利、咳喘、嗳气、腹痛、泄泻、呕吐等症,常与开天门、推坎宫、清天河水等同用。

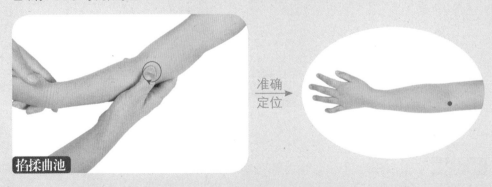

准确定位

掐揉曲池

六腑

【位置】 前臂尺侧,阴池至肘成一直线。

【操作】 术者以拇指或食指、中指自肘横纹推向腕横纹,推300次,称推六腑或退六腑。

【作用】 退六腑:性寒凉,可以清热、凉血、解毒,适用于一切实热病症。治疗温病邪入营血、壮热烦渴、脏腑郁热积滞及肿毒等实热证均有疗效。常与推三关同用,能平衡阴阳,从阴治阳,从阳治阴,防止大凉大热损伤正气。 若寒热夹杂,以热为主,则可以退六腑六数、推三关四数,或者退六腑三数、推三关一数之比推之;若以寒为重,则可以推三关三数、退六腑一数,或者推三关六数、退六腑四数之比推之。如患儿平素脾胃虚弱,大便稀薄,应慎用。此外,本穴与补脾经合用止汗。

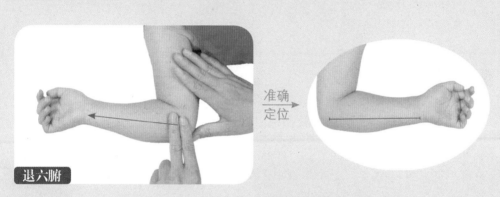

准确
定位

退六腑

老 龙

【位置】 中指甲后0.1寸处。

【操作】 术者一手握持患儿的手,另一手以拇指甲掐患儿中指甲后0.1寸处,掐3~5次,或醒后即止,称掐老龙。

【作用】 掐老龙:醒神、开窍、回厥,用于急救,主治急惊风、高热抽搐、不省人事、气血逆乱之厥证。若急惊暴厥,掐之知痛有声有泪者易治,不知痛而无声者,一般难治。

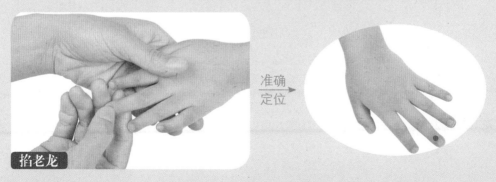

准确
定位

掐老龙

端 正

【位置】 中指甲根两侧,指甲根旁 0.1 寸许,桡侧称左端正,尺侧称右端正。

【操作】 术者一手握持患儿的手,另一手以拇指、食指指甲对掐或用拇指、食指螺纹面对揉,掐 5 次,揉 50 次,称掐端正或揉端正。

【作用】 掐端正常用于治疗小儿惊风,常与掐老龙、清肝经、清心经等同用。

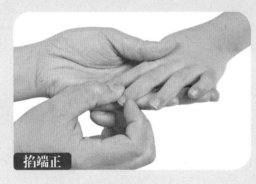

掐端正

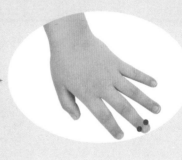

准确
定位

虎 口（合谷）

【位置】 手背第 1、第 2 掌骨之间,近第 2 掌骨中点的桡侧,属手阳明大肠经。

【操作】 术者一手持患儿的手,令其手掌侧置,桡侧在上,另一手用拇指甲掐穴处,继而揉之,掐 5 次,揉 20 次,称掐揉合谷。

【作用】 掐揉合谷:疏风发汗解表清热、理气通络止痛。 发汗解表治疗发热无汗、头项强痛;理气、条畅气机可治疗气机逆乱引起的呕吐、嗳气、呃逆、便秘等,常与推大肠、推脾经、摩腹揉脐、拿肚角等同用。此外,本穴疏通经络,常用于治疗小儿面瘫。

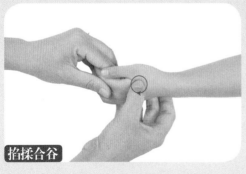

掐揉合谷

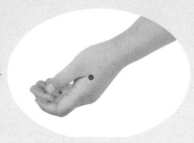

准确
定位

二人上马

【位置】　手背无名指、小指掌指关节后陷中。

【操作】　术者一手握持患儿手,使手心向下,另一手以拇指端揉之,揉300次,称揉二人上马。

【作用】　揉二人上马:滋阴补肾,顺气散结,利水通淋,为补肾滋阴的要法。临床上用揉法为多,揉二人上马主要用于阴虚阳亢所致烦躁、潮热、虚火牙痛、小便色赤且艰涩、淋沥不尽等症。

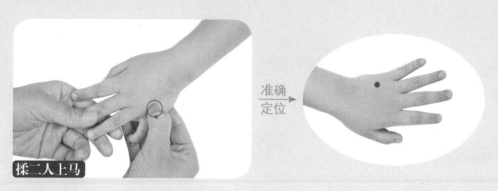

揉二人上马　　　　　　　　准确定位

五指节

【位置】　掌背五指第1指间关节。

【操作】　有掐五指节和揉五指节之分。 术者手握患儿手腕以固定,使掌面向下,另一手以拇指甲从患儿小指依次掐之,各掐3~5次,称掐五指节;或以拇指、食指揉搓之,揉搓30~50次,称揉五指节。

【作用】　掐揉五指节:安神镇惊、通窍、祛痰。 掐五指节主要镇静安神,用于惊惕不安、惊风等症,多与清肝经、清心经、掐老龙、掐十宣等合用;揉五指节可以祛痰宽胸,主要用于痰喘、胸闷、咳嗽等症,多与推揉膻中、补脾经、顺运内八卦等合用。 经常搓捻五指节可用于小儿保健,有助于小儿智力发育。

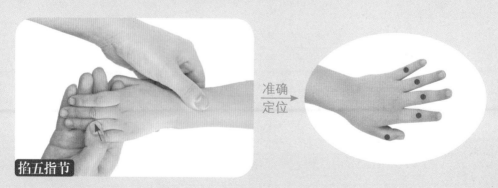

掐五指节　　　　　　　　　准确定位

精宁

【位置】 手背第4、第5掌骨歧缝间。

【操作】 术者一手持患儿四指,令掌背向上,另一手拇指甲掐穴处,掐5次,称掐精宁。

【作用】 掐精宁:行气、化痰、破结消滞。 多用于痰食积聚引起的痰喘、干呕、疳积等症。本穴理气破气的功效较强,故体虚者慎用,若应用则多与补脾经、补肾经、推三关、按揉足三里、捏脊等同用。

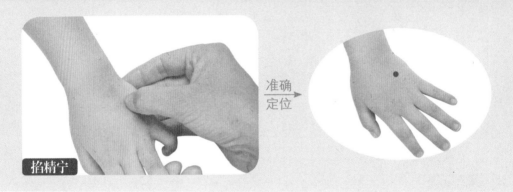

准确
定位

掐精宁

外劳宫

【位置】 掌背中,与内劳宫相对处。

【操作】 术者一手持患儿四指令掌背向上,另一手拇指或中指端揉穴处,揉100次,称揉外劳宫。

【作用】 揉外劳宫:温补阳气,散寒,提升下陷的清阳,兼可发汗解表。本穴性温热,可用于一切寒证。临床上以揉外劳宫多用,可以发汗祛邪治疗外感风寒、鼻塞流涕;温补周身阳气,治疗脏腑寒积、脾胃虚寒导致的完谷不化、肠鸣腹泻、寒痢腹痛、疝气等症。升提清阳可治疗气虚下陷之脱肛、遗尿,常与补脾经、补肾经、揉关元等合用。

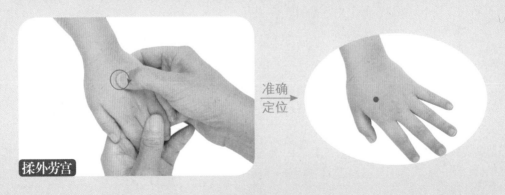

准确
定位

揉外劳宫

三　胸腹部穴位

乳根

【位置】 乳头直下 0.2 寸,第 5 肋间隙,属足阳明胃经。

【操作】 术者用食指或中指揉,揉 50 次,称揉乳根。

【作用】 揉乳根:宣发肺气,行胸中之气,止咳化痰。治疗肺气闭塞引起的咳嗽、胸闷、痰鸣等症,临床上常与揉乳旁、推揉膻中合用。

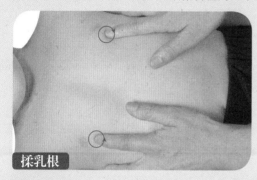

揉乳根

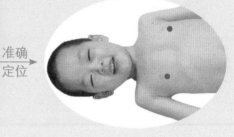

准确
定位

天突

【位置】 胸骨切迹上缘凹陷正中,正坐仰头取穴。

【操作】 术者用中指按或揉该穴 30 次,称按天突或揉天突。

【作用】 按揉天突:降气止呕,理气化痰,平喘降逆。按揉天突常用治气机不利,痰涎壅盛阻塞气道或胃气上逆所致痰多咳喘、呕吐,多与推揉膻中、补脾经、清胃经、揉中脘、顺运内八卦等合用。捏挤天突,用于由中暑引起的恶心、呕吐、头晕等症,再配合揉太阳、风池、合谷,捏挤大椎、膻中等穴,亦有良效。

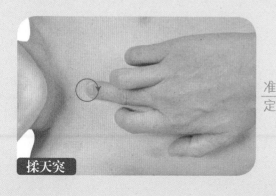

揉天突

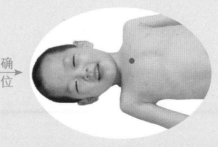

准确
定位

中脘

【位置】 前正中线,脐上4寸处,胸骨下剑突至脐连线的中点。

【操作】 患儿仰卧,术者用指端或掌根按揉中脘200次,称揉中脘。术者用掌心或食指、中指、无名指三指摩中脘5分钟,称摩中脘。

【作用】 揉、摩中脘:补益脾胃、消食和中,用治脾胃功能失调引起的食欲不振、呕吐、泄泻、腹胀、腹痛等症,多与按揉足三里、推脾经、按揉胃经等合用。

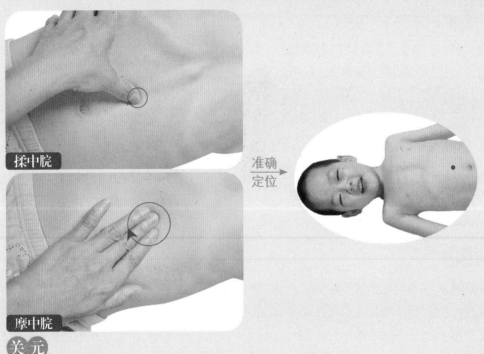

揉中脘

摩中脘

准确
定位

关元

【位置】 脐下3寸。

【操作】 患儿仰卧,术者用拇指或中指按揉,按5次,揉150次,称按揉关元。

【作用】 补先天元气,温肾壮阳,治小儿五迟五软、虚寒腹泻、遗尿等。常与揉百会、肾俞、命关合用。

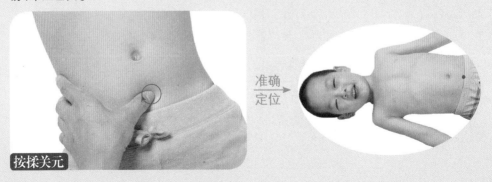

按揉关元

准确
定位

胁 肋

【位置】　从腋下两胁至天枢处。

【操作】　患儿正坐,两手抬起,术者两手掌自两胁腋下搓摩至天枢处,称搓摩胁肋,又称按弦走搓摩,搓摩 100~200 次。

【作用】　搓摩胁肋:性开而降,可以散积聚、降逆气而治疗痰聚胸闷,气逆呕吐。 用治小儿食积、痰涎壅盛、气逆所致的胸闷、气喘、呕吐、腹胀等症。治疗肝脾肿大,须久久搓摩,长期耐心治疗方可获取。此法偏泻偏散,中气下陷、肾不纳气等虚证者慎用本穴。

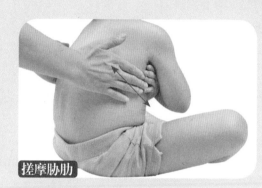
搓摩胁肋

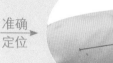
准确定位

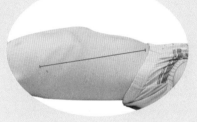

天 枢

【位置】　脐旁 2 寸,左右各一,属足阳明胃经。

【操作】　患儿仰卧位。 术者用食、中指或拇指按揉二穴 100 次,称揉天枢。

【作用】　天枢为大肠的募穴,揉天枢可通调大肠、理气通滞。用治急、慢性胃肠炎及消化功能紊乱引起的腹痛、腹胀、泄泻、呕吐、食积、大便秘结等症,常与摩腹、揉脐、推上七节、揉龟尾、按揉足三里等同用。 术者可用中指按脐,食指与无名指各按两侧天枢穴同时揉动,以增强治疗效果。

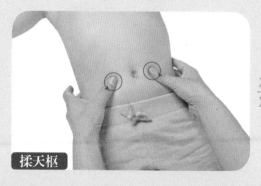
揉天枢

准确定位

腹

【位置】 腹部。

【操作】 有摩腹与分推腹阴阳之分。患儿仰卧,术者用两拇指沿肋弓角边缘,向两旁分推200次,称分推腹阴阳。术者用掌面或四指摩腹5分钟,称摩腹。顺时针摩为泻(即顺着肠道蠕动的方向),逆时针摩为补,往返摩之为平补平泻。

【作用】 分推腹阴阳能理气、降气,通调气机,主治中下焦气机不利。治乳食停滞、胃气上逆引起的恶心、呕吐、腹胀、腹痛等症,临床上多与顺运内八卦、推脾经、清胃经、按揉足三里、揉中脘等合用;治小儿厌食症多与推板门、运八卦、摩腹、捏脊以及四缝放血等合用。

　　摩腹:健脾和胃,消食导滞。摩腹补法能健脾止泻,用于脾胃虚弱、寒湿凝滞型的腹泻;泻法能理气消食导滞、通便,用于治疗便秘、腹胀、厌食、伤食泄泻等,多与分推腹阴阳同用;平补平泻则能和胃,以助消化,久摩之有强壮身体的作用,常与补脾经、捏脊、按揉足三里、按揉中脘合用,为小儿保健常法。

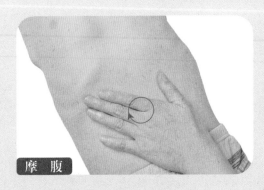

摩 腹

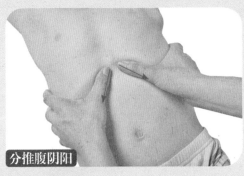

分推腹阴阳

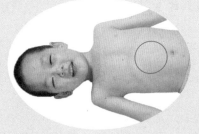

准确
定位

脐

【位置】 脐中。

【操作】 患儿仰卧,术者用拇指或掌根揉150~300次,称为揉脐。

【作用】 揉脐性温而补,可温阳散寒,补又可调,补益中焦脾胃,而化生气血;同时,可增强消化功能而消食导滞。 常用治小儿腹泻、便秘、腹痛、疳积等症,多与摩腹、推上七节骨、揉龟尾同用,简称"龟尾七节,摩腹揉脐"。

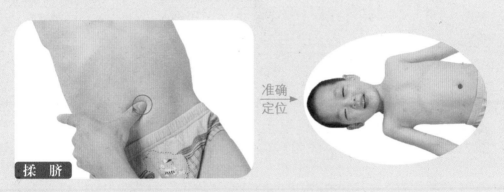

准确
定位

揉 脐

气海

【位置】 脐下1.5寸。

【操作】 患儿仰卧,术者用拇指或中指或掌根按揉200次,称按揉气海。

【作用】 按揉气海补元气、升清气,治疗气机不利所致遗尿、脱肛、疝气,以及全身性虚证。又可散寒止痛,为治疗各种腹痛的要穴。常与揉中脘、足三里合用。

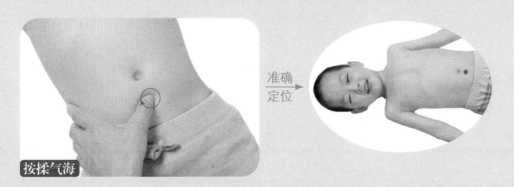

准确
定位

按揉气海

乳旁

【位置】 乳外旁开 0.2 寸。

【操作】 术者以两手扶患儿两胁,再以两拇指或食指于穴位处揉 50 次,称揉乳旁。

【作用】 揉乳旁理气宽胸、化痰止咳,治疗痰阻胸膈导致的胸闷、咳嗽、痰鸣、呕吐等症。配合揉乳根同时操作,可增强理气化痰止咳的作用。可与按揉天突、膻中合用。

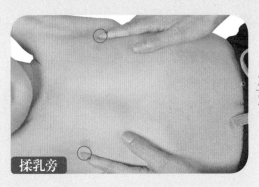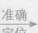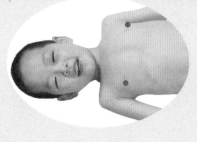

准确定位

揉乳旁

肚角

【位置】 脐下 2 寸(石门)旁开 2 寸,大筋处。

【操作】 患儿仰卧,术者用拇指、食指、中指三指深拿 3~5 次,称拿肚角。

【作用】 拿肚角:强健脾胃,理气消滞止痛,是治疗各种原因引起的腹痛的重要方法,特别对寒痛、伤食痛为佳。因本法刺激强度较大,拿 3~5 次,不可多拿,拿后向内上做一推一拉、一紧一松的轻微动作 1 次。拿肚角一般在诸手法完成后进行,以防小儿哭闹影响治疗。

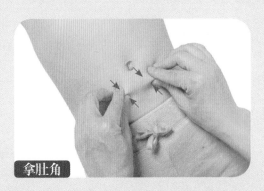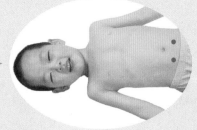

准确定位

拿肚角

膻中

【位置】 两乳头连线中点,胸骨中线上,平第四肋间隙。

【操作】 有揉膻中、推膻中之分。患儿仰卧,术者以中指揉该穴 100 次,称揉膻中。用两手拇指指腹自膻中穴向外分推 50~100 次,称推膻中。

【作用】 膻中穴为八会穴之一,为气会,可治疗上焦气机不利诸症。推揉膻中可理气宽胸、化痰止咳、止呕,治疗胃气上逆所致的呕吐、呃逆、嗳气等,常与按揉天突、顺运内八卦、揉中脘、分腹阴阳等合用;治疗痰多喘咳常与推肺经、揉肺俞、揉丰隆等合用;治疗吐痰不利常与揉天突、按弦走搓摩、按揉丰隆、按揉足三里等同用。

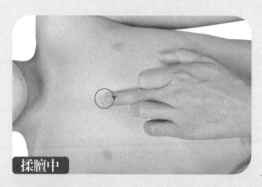
揉膻中

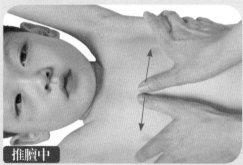
推膻中

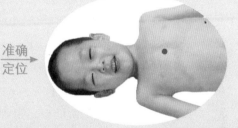
准确定位

四 背腰骶部穴位

脊柱

【位置】 在后正中线上,自第1胸椎(大椎穴)至尾椎端(龟尾穴)成一直线。

【操作】 患者俯卧,术者以拇指与食、中两指对称着力,自龟尾开始,双手一紧一松交替向上挤捏推进至大椎穴处,反复操作3~5遍,称捏脊;术者以食、中两指螺纹面着力,自上而下在脊柱上做直推法100~200次,称推脊;以拇指螺纹面着力,自大椎穴向下依次按揉脊柱至龟尾穴3~5遍,称按脊柱。

【作用】 调整阴阳、调理脏腑、疏通气血经络,还常用于脊柱偏歪的诊断。常用于治疗发热、惊风、夜啼、疳积、腹泻、腹痛、呕吐、便秘,以及五脏六腑虚弱性疾病。脊柱穴属督脉循行路线,督脉循脊柱、入脑、联系肾,与肾之元阳相通,总督一身之阳气。临床上捏脊多与补脾经、补肾经、摩腹、按揉足三里等相配合,治疗先天和后天不足的一些慢性病症均有一定的效果;与按揉中脘、足三里合用,可用于治疗小儿腹泻、疳积等病症。因本穴旁开1.5寸即为各脏腑的背腧穴,是治疗五脏六腑疾病的关键穴位,故捏脊法操作时可根据不同病情,重提或按揉相应的背部腧穴,能加强疗效。此外,捏脊法具有强健身体的功能,是小儿保健推拿常用的主要手法之一。推脊柱自上而下,有清热泻火的作用,多与清天河水、退六腑等相配合,用于治疗发热,惊风、抽搐、夜啼等病症。按脊法多用于治疗腰背强痛,角弓反张等病症,常与揉肾俞、拿委中、拿承山合用。其中,捏脊手法在临床疾病治疗中较为常用。

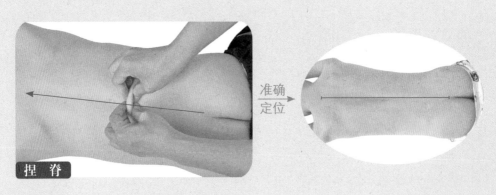

捏 脊

准确定位

肩井

【位置】 在肩上,督脉大椎穴与肩峰连线之中点,肩部筋肉处。

【操作】 患儿坐位,术者以双手拇指与食、中两指相对着力,稍用力一紧一松交替提拿该处筋肉 3~5 次,称拿肩井。

【作用】 行气活血,疏通全身气血,解表发汗。常用于治疗感冒、发热无汗,上肢活动不利,肩关节痛、背痛,颈项强直及小儿肌性斜颈等病症。拿肩井常作为诸法操作完成的结束动作。

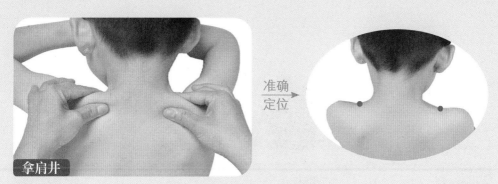

准确定位

拿肩井

大椎

【位置】 在后正中线,当第 7 颈椎棘突与第 1 胸椎棘突之间凹陷处。

【操作】 用拇指或食指按压大椎 50 次,称按大椎;用拇指、食指螺纹面,或掌根着力,揉动大椎 50 次,称揉大椎;用双手拇指与食指对称着力,用力将大椎穴周围的皮肤捏起,进行挤捏,至局部皮肤出现皮下充血为度,称捏挤大椎。

【作用】 清热解表,疏通经络。按揉大椎常用于治疗感冒发热、无汗、头项强痛等病症。常与揉太阳、开天门、推坎宫合用。捏挤大椎对百日咳有一定的疗效。用汤匙或钱币之光滑边缘蘸水或油,由大椎穴上下推之,可治中暑发热。

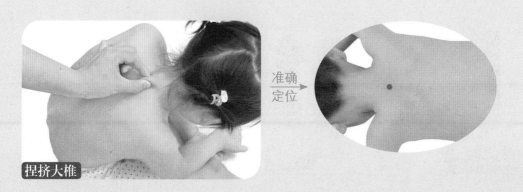

准确定位

捏挤大椎

脾俞

【位置】 在第 11 胸椎棘突下,旁开 1.5 寸处。

【操作】 患儿俯卧,术者以拇指螺纹面着力,在脾俞穴上揉动 100 次左右,称揉脾俞。

【作用】 化湿,健脾和胃,消食导滞。 常用于治疗脾气虚弱导致的呕吐、腹泻、食欲不振、疳积;或湿邪困脾引起的黄疸、水肿、四肢乏力、头身困重、嗜睡等病症。常与推脾经、揉足三里等合用,多用于治疗脾胃虚弱、饮食积滞、消化不良等病症,并能治疗脾虚所引起的气血虚弱、津液不足等,可益气生血、生津。

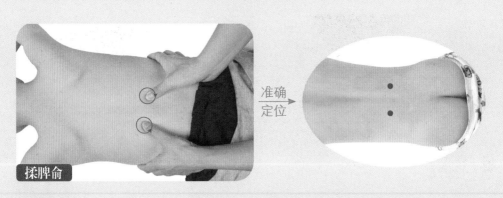

揉脾俞　准确定位

肾俞

【位置】 在第 2 腰椎棘突下,命门穴旁开 1.5 寸处。

【操作】 患儿俯卧,术者以拇指螺纹面着力,在肾俞穴上揉动 100 次左右,称揉肾俞。

【作用】 温补肾阳,滋养肾阴,补益肾中元气。常用于治疗肾虚腹泻、肾阴虚便秘,以及肾不纳气所致的哮喘、下肢痿软乏力等病症。多与揉二马、补脾经或推七节骨等合用,以治疗肾虚腹泻或阴虚便秘;与揉肺俞、揉脾俞、揉气海、揉关元等合用,以治疗肾虚气短、喘咳;与拿委中、按揉足三里、按揉承山等合用,以治疗慢性腰痛、下肢痿软乏力、偏瘫病症。

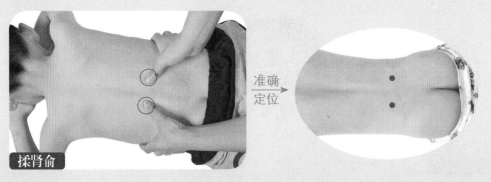

揉肾俞　准确定位

胃俞

【位置】　背部,在第 12 胸椎棘突下,旁开 1.5 寸处,左右各一。

【操作】　操作者用拇指螺纹面揉 100 次左右,称揉胃俞。

【作用】　和胃健脾,理中降逆。常用于治疗脾胃、腰脊等疾患。如脾胃虚弱、脘腹胀痛、反胃吐食、噎膈、饮食不下、食多身瘦、肠鸣腹痛、小儿疳积、腰脊挛痛等。与中脘合用,为俞募配穴法,有理气和胃的作用,主治胃痛,呕吐。另外,胃病严重时,本穴常出现以结节为主的阳性反应物,虚证时呈现组织松弛或凹陷,是胃病的诊断穴位之一。

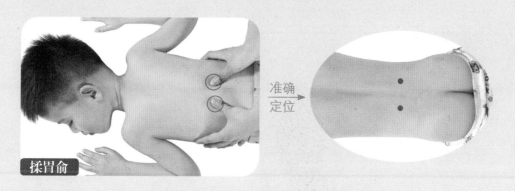

揉胃俞　　　准确定位

肝俞

【位置】　背部,在第 9 胸椎棘突下,旁开 1.5 寸处,左右各一。

【操作】　用拇指螺纹面揉 100 次左右,称揉肝俞。

【作用】　疏肝利胆,理气明目。常用于治疗肝胆、神志、眼目、血证等疾患,如脘腹胀痛、胸胁支满、吞酸吐食、饮食不化、目赤痒痛、头痛眩晕等。与百会、太冲合用,有平肝潜阳、清热明目的作用,主治头昏头痛,眩晕。

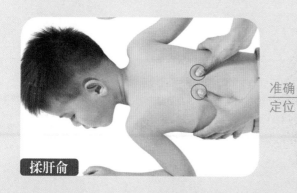

揉肝俞

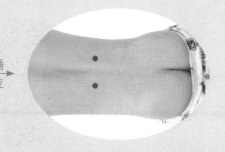

准确定位

七节骨

【位置】 在第4腰椎(腰阳关穴)至尾椎骨端(长强穴)成一直线。

【操作】 有推上七节骨与推下七节骨之分。患儿俯卧位,术者以拇指螺纹面或食、中两指螺纹面着力,自下向上做直推法100次,称推上七节骨;若自上向下做直推法100次,称推下七节骨。

【作用】 温阳止泻,泻热通便。推上七节骨与推下七节骨作用效果相反。推上七节骨多用于治疗虚寒腹泻或久痢等病症,临床上与按揉百会、揉肾俞、揉气海等合用,还可用于治疗气虚下陷导致的遗尿脱肛等病症。推下七节骨可泻下焦肠道积热,多用于治疗肠热便秘或痢疾等病症。

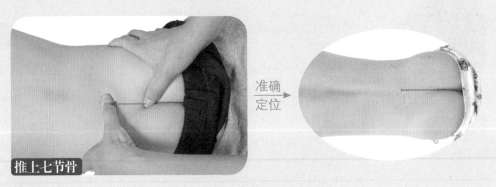

准确定位

推上七节骨

龟尾

【位置】 龟尾又名长强,在尾椎骨端。

【操作】 患儿俯卧位,术者以拇指或中指在龟尾穴上揉动100次左右,称揉龟尾。

【作用】 调理大肠,治疗泄泻、便秘、脱肛、遗尿等病症,又可通调督脉之经气。龟尾穴性平和,既能止泻又能通便,多与揉脐、摩腹、推七节骨等相配合,是治疗腹泻、便秘等症的四大手法,使用时应尤其注意手法的补泻。

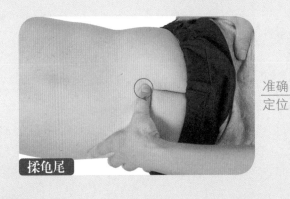

准确定位

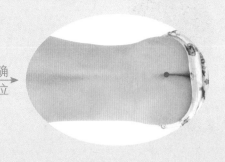

揉龟尾

肺俞

【位置】 在第 3 胸椎棘突下,旁开 1.5 寸处。

【操作】 患儿俯卧,术者以两手拇指或一手的食、中两指螺纹面着力,同时在两侧肺俞穴上揉动 100 次左右,称揉肺俞。

【作用】 益气补肺,止咳化痰。揉肺俞能调理肺气,补虚损,理气化痰止咳,多与开天门、分推坎宫、揉太阳等合用,常用于治疗呼吸系统疾病,如外感发热、咽痛、咳嗽、痰多而喘等病症,亦可治疗肺气虚损导致的呼吸气短、喘促,或肺气壅滞引起的胸闷胀痛。

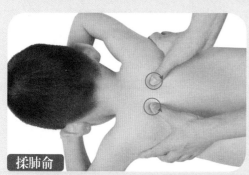

准确定位

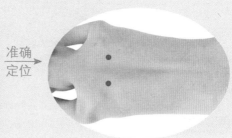

揉肺俞

五 下肢部穴位

阳陵泉

【位置】 屈膝,在腓骨小头前下方凹陷处。

【操作】 患儿屈膝,术者用拇指揉按 50 次,称按揉阳陵泉。

【作用】 本穴为八会穴之一,是筋会,故主治一切筋的疾病,可舒筋、止痉,治疗关节活动不利、下肢痿痹等症,常与揉足三里、揉委中、揉承山等合用。本穴又可疏肝利胆,常和清肝经、清胆经、按弦走搓摩等合用,治疗肝胆湿热引起的胁痛、黄疸等。

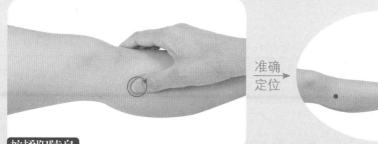

准确定位

按揉阳陵泉

阴陵泉

【位置】 膝关节内侧,胫骨内髁下缘凹陷。

【操作】 患儿屈膝,术者以拇指按揉 50 次,称按揉阴陵泉。

【作用】 健脾化湿。治疗水湿停滞导致的小便不利、水肿等,常与补脾经、按揉三阴交、清小肠等合用;治疗脾虚腹胀、泄泻,常与揉足三里、补脾经、推七节骨同用;而治疗黄疸,常与清肝经、退六腑、按揉阳陵泉等同用。

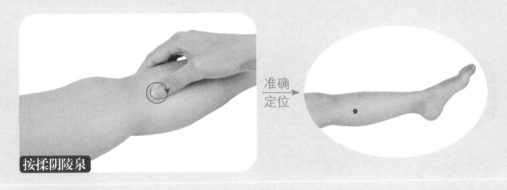

准确
定位

按揉阴陵泉

血海

【位置】 血海(又名百虫窝),在膝上内侧肌肉丰厚处。

【操作】 有按揉血海与拿血海之分。患儿坐位,术者以拇指螺纹面着力,稍用力按揉血海 30 次左右,称按揉血海;用拇指与食、中两指相对用力,拿血海 5 次,称拿血海。

【作用】 通经活络,平肝息风。常用于治疗肝风内动引起的四肢抽搐,以及气血不足导致的下肢瘫痪不用。多与拿委中、按揉足三里等相配合,以治疗下肢痿软、痹痛等病症;若用于惊风抽搐,则手法刺激宜重,可配合清肝经、清心经、掐老龙等。

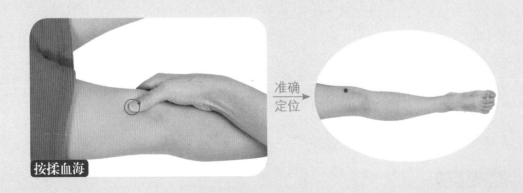

准确
定位

按揉血海

足三里

【位置】 在外膝眼下 3 寸,距胫骨前嵴约一横指处,当胫骨前肌上。

【操作】 以拇指螺纹面着力,稍用力按揉 50~100 次,称按揉足三里。

【作用】 健脾和胃,理气调中,通络导滞,强身健体,是常用的补益要穴,补脾胃后天生化之源而益气血。常用于治疗腹胀、腹痛、呕吐、泄泻等消化系统疾病及下肢痿软乏力等病症。多与推天柱骨、分推腹阳阳、揉中脘等相配合,以治疗呕吐;与推上七节骨、摩腹、揉脐、补脾经、补大肠等相配合,以治疗脾虚泄泻;常与捏脊、摩腹等相配合进行小儿保健。

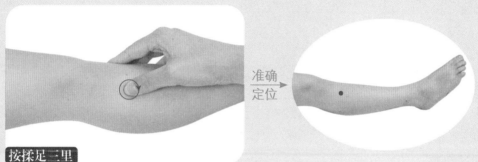

准确
定位

按揉足三里

三阴交

【位置】 三阴交穴在内踝高点直上 3 寸,当胫骨内侧面后缘处。

【操作】 术者以拇指或食指、中指的螺纹面着力,稍用力按揉 50 次左右,称按揉三阴交。

【作用】 本穴是肝、脾、肾三经的交会穴,同时调理肝、脾、肾三脏的功能。可调肾而利下焦湿热,通水道;补脾而祛湿邪,助运化,提高消化功能;亦可治肝而活血脉通经络。主要用于治疗泌尿系统疾病,如遗尿、癃闭等病症;亦常用于治疗下肢痹痛、瘫痪、脾虚、消化不良等肝阴不足的惊风病症。

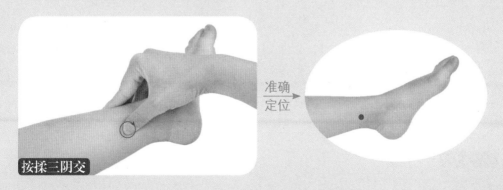

准确
定位

按揉三阴交

丰隆

【位置】 丰隆在外踝尖上 8 寸(当外膝眼与外踝尖连线之中点),胫骨前缘外侧(距胫骨前嵴约二横指,即 1.5 寸),胫腓骨之间。

【操作】 术者以拇指或中指螺纹面着力,稍用力在丰隆穴上揉动 50~100 次,称揉丰隆。

【作用】 调和胃气,化痰湿,是治疗痰湿阻滞的要穴,临床上多与揉膻中、揉天突、顺运内八卦等相配合,用以治疗痰涎壅盛所致咳嗽、痰鸣、气喘等病症。与按揉足三里、按揉阴陵泉、补脾经合用,治疗痰湿阻滞引起的肥胖、身体困重。

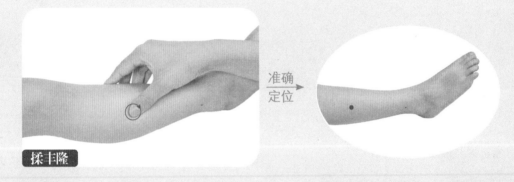

准确
定位

揉丰隆

承山

【位置】 在委中穴直下 8 寸,即当腓肠肌交界之尖端,人字形凹陷处。

【操作】 术者以拇指和食、中指相对用力,稍用力拿该处的筋腱 5 次,称拿承山,或以拇指螺纹面按揉承山,揉 100 次,称按揉承山。

【作用】 通经活络,息风止痉。拿承山常与拿委中等相配合,有通经络、止抽搐之作用,以治疗惊风抽搐、下肢痿软等病症；治疗下肢痿软常与按揉足三里、阳陵泉合用。此外,按揉承山可治疗腰背部疾病,常与揉委中、按揉大肠俞等合用治疗腰痛。

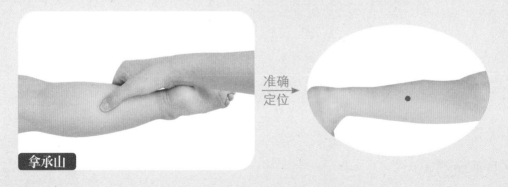

准确
定位

拿承山

委中

【位置】　在腘窝正中央,腘横纹中点,股二头肌腱与半腱肌腱的中间。

【操作】　术者以拇指和食、中指相对用力,稍用力拿该处的筋腱 3~5 次,称拿委中;或以拇指螺纹面揉按该穴,称按揉委中,揉按 100 次。

【作用】　拿委中通络止痛,息风解痉,多用于治疗惊风抽搐。与揉阳陵泉、按揉足三里、按揉承山等相配合,以治疗下肢痿软无力;若用挤捏法或扯法至局部出现痧痕瘀斑,则多用于治疗中暑痧症等。

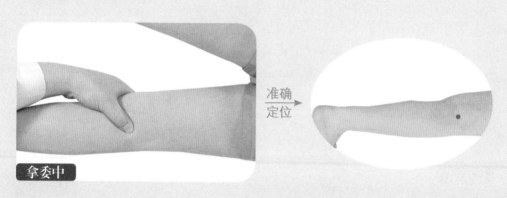

拿委中　　准确定位

太冲

【位置】　太冲在足背第 1、第 2 跖骨结合部之前方凹陷处。

【操作】　术者以拇指甲着力,稍用力在太冲穴上掐 5 次,称掐太冲。

【作用】　平肝息风,疏肝理气,主要用于治疗惊风,常与清肝经、揉小天心等同用;与揉外关、按揉合谷等同用治疗气机不畅引起的疼痛等症。

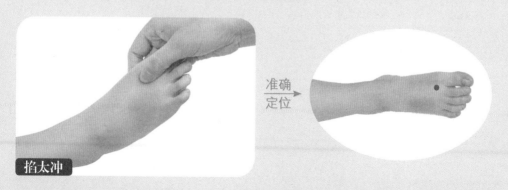

掐太冲　　准确定位

涌泉

【位置】 在足掌心前 1/3 与后 2/3 交界处的凹陷中。

【操作】 术者以两拇指螺纹面着力,自足趾向足心方向做直推法或旋推法 100~250 次,称推涌泉。以拇指螺纹面着力,稍用力在涌泉穴上揉 30 次左右,称揉涌泉。

【作用】 滋阴、退热。 推涌泉能引火归元,退虚热,把上炎的虚火引回下焦。多与揉二人上马、运内劳宫等相配合,以治疗五心烦热、烦躁不安、潮热盗汗、夜啼等病症;与退六腑、清天河水等相配合,可用于退实热。 揉涌泉能止吐泻,左揉止吐,右揉止泻。

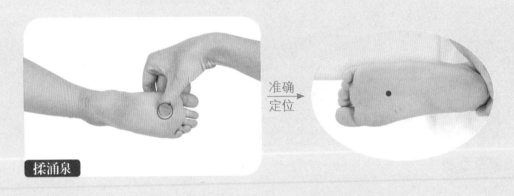

准确
定位

揉涌泉

微信扫描二维码
免费看教学视频

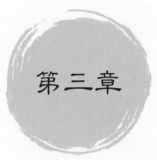

第三章

小儿推拿常用手法

小儿推拿手法是指在推拿过程中按照一定要求在穴位上进行的不同操作的方法,分为单式手法和复式手法,是小儿推拿基本功之一,手法的熟练、精确与否直接影响推拿效果。

一 常用单式手法

推法是指用拇指或食指、中指的螺纹面或拇指桡侧缘着力,附着在患儿体表一定的穴位或部位上,做直线或旋转推动的手法。 临床上根据操作方向的不同,可分为直推法、旋推法、分推法、合推法四种。

直推法适用于小儿推拿特定穴中的线状穴位,多用于头面部、四肢部、脊柱部,如推三关、开天门等;旋推法主要用于手部五经穴及面状穴位,如旋推脾经、肺经;分推法适用于头面部、胸腹部、肩胛部等,如分推膻中;合推法适用于头面部、胸腹部。

1. 直推法

【操作】

术者以拇指螺纹面或桡侧缘,或食、中二指螺纹面在操作部位做单方向的直线推动,频率为每分钟250~300 次。

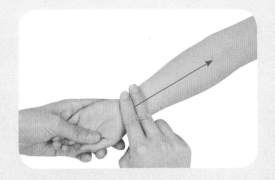

【动作要领】

直推操作时,着力指面要与操作穴位或部位贴紧,用力要着实,而又不可滞涩,动作要轻快连续,以推后皮肤不发红为佳,不要推挤皮下组织。可用一手或双手向上或向下推,但必须以直线推行。操作时可蘸取少量药物。

2. 旋推法

【操作】

　　以拇指螺纹面在一定的穴位上做顺时针或逆时针方向的旋转推摩,频率为每分钟 150~200 次。

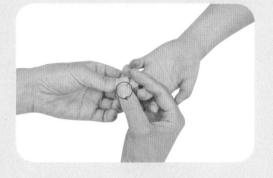

【动作要领】

　　(1)手法轻柔,不得带动皮下组织。

　　(2)推时仅靠拇指小幅度运动,不可有肘、肩关节大幅度运动。

3. 分推法

【操作】

　　以双手拇指螺纹面或桡侧缘,或食、中二指螺纹面,自穴位或部位的中间向两旁做分开推动,称为分推法。一般每分钟 200~250 次。

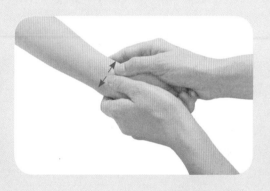

【动作要领】

　　向两旁分推时,动作应轻、快,不可重、滞。

4. 合推法

　　以双手拇指螺纹面或双掌,自穴位或部位的两旁向中间做相对方向的直线或弧线推动。本法又称合法或和法。

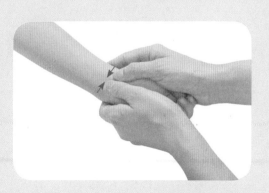

揉法

以手指螺纹面、手掌大鱼际、掌根着力,吸定于一定的治疗部位或穴位上,做轻柔和缓的顺时针或逆时针方向的环旋运动,并带动该处的皮下组织一起揉动。临床根据着力部分,可分指揉法,鱼际揉法和掌根揉法。

拇指或中指揉法适用于全身各部位或穴位;食指、中指的双指揉法适用于肺俞、脾俞、胃俞、肾俞、乳根、乳旁、天枢等穴位;三指揉法适用于胸锁乳突肌及脐、双侧天枢穴;鱼际揉法适用于头面部;掌根揉法适用于腰背部、腹部,如揉中脘。

1. 指揉法

【操作】

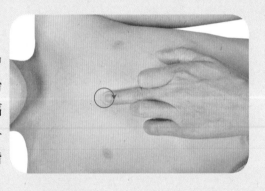

以拇指或中指的指面,或食指、中指、无名指指面三者同时着力,吸定于治疗部位或穴位上,做轻柔和缓的、小幅度、顺时针或逆时针方向的环旋揉动,一起揉动该处的皮下组织,分别称为拇指揉法、中指揉法和三指揉法。

2. 掌根揉法

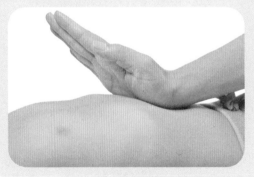

【操作】

以掌根部分着力,吸定在治疗部位上,稍用力下压,腕部放松,以肘关节为支点,使前臂做主动运动,带动腕部做轻柔和缓的、顺时针或逆时针方向的环旋揉动,动作幅度不宜过大,应深透而不滞涩。

【动作要领】

术者手腕放松,以腕关节带动前臂一起做环旋活动,动作要轻柔,但应一起揉动治疗部位的皮下组织,以达到治疗效果。一般每分钟 120~160 次。

摩法

以食指、中指、无名指、小指的螺纹面或手掌掌面着力,附着在患儿体表一定的部位或穴位上,以腕关节带动前臂,做环形而有节律的抚摩运动,称为摩法,分为指摩法与掌摩法两种。

指摩法和掌摩法主要适用于胸腹、胁肋部,刺激轻柔和缓,常用于宽胸理气,消积除胀满,治疗胸闷气滞、脘腹疼痛、食积胀满等症。

1. 指摩法

【操作】

食指、中指、无名指三指并拢,掌指关节自然伸直,肘关节微屈,腕部放松,以指面着力,附着在患儿体表一定的部位或穴位上,前臂主动运动,通过腕关节做顺时针或逆时针方向的环形摩动。

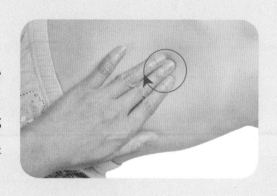

2. 掌摩法

【操作】

术者用掌面着力,附着在患儿体表一定部位上,余法同指摩法。

【动作要领】

动作要和缓协调,用力轻柔、均匀,不应用力过于沉滞而带动皮下组织,频率为每分钟 120 次左右。

按法

以手指或手掌着力,附着在一定的穴位或部位上,逐渐用力向下按压,按而留之或一压一放地持续进行,称为按法。根据着力部位不同分为指按法和掌按法。

本法刺激性较强,常与揉法同用,组成按揉复合手法。全掌按法适用于面积大而又较为平坦的部位,如胸腹部、腰背部等;拇指按法适用于全身;三指按法适用于胸腹部;屈指按法适用于关节、骨缝处位置较深的穴位;鱼际按法作用柔和,适用于头面、胸腹部。

1. 指按法

【操作】

拇指伸直,用拇指螺纹面或指端着力,吸定在患儿治疗穴位上,垂直用力,向下按压,按而留之,然后放松,再逐渐用力向下按压,如此一压一放反复操作。以拇指指端按压又称为指针法。

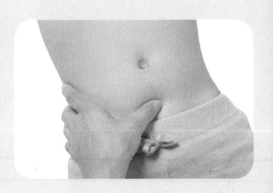

2. 掌按法

【操作】

术者用掌面或掌根着力,或大小鱼际附着在患儿需要治疗的部位上,垂直用力,由轻到重,向下按压,按而留之,一压一放反复操作。分别称为全掌按法、掌根按法和鱼际按法。

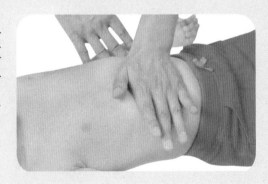

【动作要领】

1. 操作时,按压的方向要与穴位垂直,必须垂直施力。

2. 按压的力量要由轻到重,逐渐增加,平稳而持续,并且一压一放,反复操作。

3. 按压某一穴位时,不可有移动。

拿法

术者以拇指与食指、中指相对夹捏住穴位处的肌筋，逐渐相对用力，并做一紧一松的拿捏动作，称为拿法。

主要适用于颈项、肩部、腹部、四肢部。本法刺激性强，常与其他手法配合使用。可疏通经络，调节全身气血。常用穴位有肩井、委中等。

【操作】

以单手或双手的拇指与食指、中指螺纹面的前 1/3 处相对着力，夹持住某一部位或穴位处的肌筋，并进行一紧一松的、轻重交替的提捏动作。

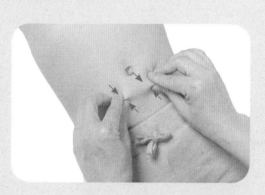

【动作要领】

手指着力部分要贴紧患儿被拿穴位处的肌肤。用力要由轻而重，逐步渗透，使动作柔和而灵活，且操作应有连贯性，力度应深透筋肉，不可留于皮肤表面。

摇法

将患儿肢体关节做被动的、柔和的环形旋转运动，称为摇法。适用于肩、肘、腕关节及膝关节等。治疗关节活动不利，或关节痹症、肌肉疼痛。

【操作】

以一手托握住患儿需摇动关节的肢体近端，用另一手握住患儿需摇动关节的肢体远端，做缓和的顺时针或逆时针方向的环形摇动或摆动。

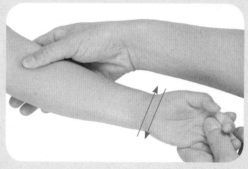

【动作要领】

术者两手要协调配合，动作宜缓，宜轻，用力要稳，摇动的方向及幅度切不可超过生理功能允许的范围。摇动时应放松关节。

运法

以拇指螺纹面或食、中指的螺纹面在患儿体表某一穴向另一穴，或在一穴周围做环形或弧形移动，称为运法。多用于弧线形穴位或圆形面状穴位。

【操作】

以拇指或食、中指的螺纹面着力，轻附着在治疗部位或穴位上，做由此穴向彼穴的弧形运动；或在穴周做周而复始的环形运动，频率为每分钟80~120次。

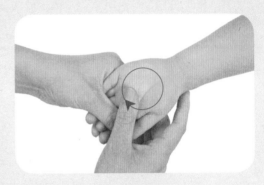

【动作要领】

用力宜轻不宜重，作用力仅达皮表，只在皮肤表面运动，不带动皮下组织。运法的操作较推法和摩法轻而缓慢，而幅度较旋推法为大。不同方向的运法引起不同的补泻作用，临床应结合具体病情灵活运用。

搓法

术者用双手的掌面夹住一定部位，相对用力做快速搓动，同时上下移动的方法。主要用于胁肋部及四肢。可疏通经络，调理气血，放松肌肉组织。

【操作】

患儿坐位，术者以双手的指掌面着力，附着在治疗部位的两侧，相对用力夹持住治疗部位做方向相反的快速搓揉，并同时做上下往返移动。

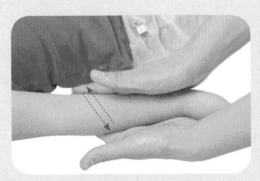

【动作要领】

术者肩、肘、腕关节要放松，双手着力部位要对称，搓动要快，而上下移动要慢，灵活而连续。应用于上肢时，可使上肢略微转动。

术者以中指指端,或食指、中指屈曲后第1指间关节突起部,有节奏地捣击穴位的方法,称为捣法。适用于小天心穴及承浆穴,是镇惊安神的重要手法,常用于治疗小儿惊风、抽搐、夜啼等。

【操作】

术者用手指指端或食指、中指屈曲后的第1指间关节突起部着力,其他手指屈曲相握,通过腕关节的屈伸运动,带动着力部分有节奏地叩击穴位20~40次。

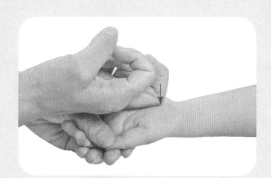

【动作要领】

捣击时取穴要准确,发力要稳,而且要有弹性,捣后迅速抬起,犹如蜻蜓点水一般。

术者以拇指、食指螺纹面捏住一定部位,相对用力做对称性的来回快速搓捻,称为捻法。适用于手指、足趾小关节部与浅表肌肉、皮肤筋结处。可以滑利关节,舒筋活血,消肿止痛。常用于治疗小儿指、趾关节损伤、畸形、功能不利。

【操作】

术者以拇指与食指螺纹面,或拇指指腹与食、中二指指腹,或拇指螺纹面与屈曲的食指中节的桡侧缘相对着力,捏住患儿指、趾等部位,稍用力做对称性的往返快速捻动。

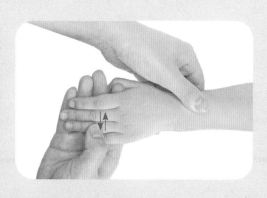

【动作要领】

着力要对称,捻动时要灵活、快速,状如捻线,用力不可呆滞。

捏法

术者以拇指与食指、中指两指或拇指与四指的指面对称性着力,夹持住患儿的肌肤或肢体,相对用力挤压并一紧一松逐渐移动者,称为捏法。常用于捏脊以调理内脏,称为捏脊法。

1. 三指捏法

【操作】

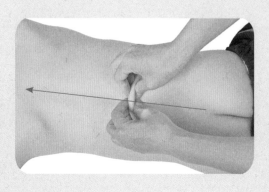

患儿俯卧,被捏部位裸露,术者用两拇指指面的前1/3处或指面的桡侧缘着力,吸定并顶住患儿脊柱两旁的肌肤,食指、中指的指面前按,拇指、食指、中指三指同时用力将该处的皮肤夹持住并提拿肌肤,然后双手交替用力捻动,向前推行,自下而上,一紧一松地挤压。

2. 两指捏法

【操作】

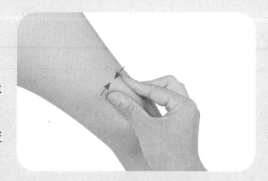

患儿坐位或俯卧位,被捏部位裸露,术者食指屈曲,用食指中节桡侧缘顶住皮肤,拇指前按,两指同时提拿肌肤,然后双手交替用力,自下而上,一紧一松地挤压。

【动作要领】

1. 肩、肘关节要放松,腕、指关节的活动要灵活、协调。操作时既要有节律性,又要有连贯性。

2. 操作时间的长短和手法的轻重及捏挤面积的大小要适中,用力要均匀。

擦法

以手在患儿体表做直线往返摩擦运动,称为擦法。分为掌擦法、大鱼际擦法(也称鱼际擦法)、小鱼际擦法、指擦法等。

本法可产生柔和温热刺激,适用于虚寒证,可温通经络、行气活血。掌擦法多用于肩背、胸胁部;鱼际擦法多用于四肢、肩胛骨上部;指擦法多用于头面、四肢穴位等。

【操作】

　　以拇指或食指、中指、无名指的指面，或手掌面、大鱼际、小鱼际着力，贴附在患儿体表一定的经络循行线路或治疗部位的皮肤上，肩肘关节放松，以肩关节为支点，上臂前后摆动，肘关节做屈伸运动，带动前臂使手掌、手指或鱼际在患儿体表做直线往返摩擦运动，并产生一定的热量。

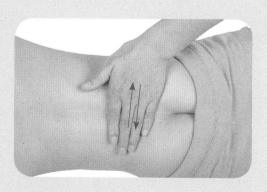

【动作要领】

　　（1）不论上下或左右方向，均应直线往返，不可歪斜。

　　（2）着力部位要紧贴皮肤，但不可硬用压力。

　　（3）动作均匀连续，速度为 100~120 次 / 分钟，操作时不可屏气。

　　（4）可在操作部位涂些润滑油，以免损伤皮肤；擦法操作后不可在相同部位再用其他手法。

 掐 法

　　术者以拇指甲切掐患儿的穴位，称为掐法。又称切法、指针法。

　　适用于头面部和手足部的穴位，常用于点状穴，主要用于开窍、醒神、回厥。如掐人中、掐老龙等用于昏迷、惊风抽搐。操作时以痛为度，患儿大声啼哭时应立即停止。

【操作】

　　术者手握空拳，拇指伸直，紧贴在食指中节桡侧缘，以拇指指甲着力，吸定在患儿需要治疗的穴位上，逐渐用力进行切掐，用力应垂直于穴位。

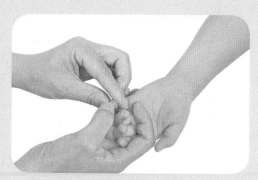

【动作要领】

　　操作时，应垂直用力切掐，可持续用力，也可间歇性用力以增强刺激。掐法是强刺激手法之一，不宜反复长时间应用，更不能在掐的时候左右抠动而掐破皮肤。

二 常用复式手法

黄蜂入洞

【操作】

术者以一手轻扶患儿头部,使患儿头部相对固定,另一手食指、中指的指端着力,紧贴在患儿两鼻孔下缘处,以腕关节主动运动带动着力部分做反复揉动 50~100 次。本法操作要均匀、持续,用力要轻柔和缓。

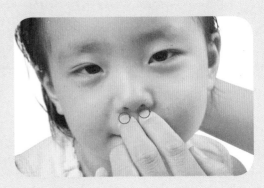

【作用】

发汗解表,宣肺气,通鼻窍。

【主治】

外感风寒,发热无汗,急、慢性鼻炎,鼻塞流涕,呼吸不畅等。可与按揉迎香、揉太阳穴等同用。

按弦走搓摩

【操作】

患儿坐位,将患儿两手交叉上抬,最好使其搭在对侧肩上。术者用两手掌面着力,轻贴在患儿两腋下胁肋处,呈对称性地搓摩,方向自上而下 100~200 次。用力宜对称,手法不宜过重。

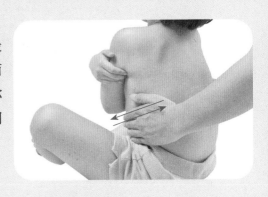

【作用】

理气化痰,健脾消食。调理上焦、中焦气机,行气导滞消积。

【主治】

气滞痰积,咳嗽气喘,胸闷胀痛,腹痛、腹胀、食积胃脘、肝脾肿大等。

运土入水

【操作】

术者用一手握住患儿食指、中指、无名指、小指四指，使掌面向上，另一手拇指指端或外侧缘着力，自患儿脾土穴起，沿手掌边缘，经小天心、掌小横纹，推运至小指端肾水穴止，呈单方向反复推运100 次左右。

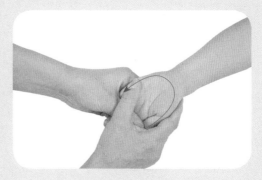

【作用】

滋阴补肾中之水，清脾胃湿热，利尿止泻。

【主治】

湿热内蕴导致的小便赤涩、频数，小腹胀满，或是湿热泄泻、痢疾等。

运水入土

【操作】

术者用一手握住患儿食指、中指、无名指、小指四指，使掌面向上，另一手拇指指端或外侧缘着力，自患儿肾水穴起，沿手掌边缘，经掌小横纹、小天心，推运至拇指端脾土穴止，呈单方向反复推运100 次左右，方向与运土入水相反。

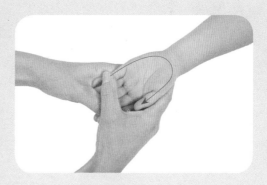

【作用】

健脾助胃，提高脾胃功能，且可润燥通便。

【主治】

脾胃虚弱引起的食欲不振、消化不良、腹胀、便秘、泻痢、疳积等。

打马过天河

【操作】

　　术者用一手捏住患儿四指,将掌心向上,用另一手的中指指面运内劳宫后,再用食指、中指、无名指三指由总筋起弹打至洪池穴,弹击20~30遍。

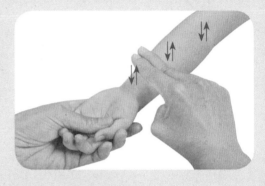

【作用】

　　本法大寒大凉,主治一切高热、实热证。

【主治】

　　高热烦躁、神昏谵语、高热抽搐、角弓反张等实热病症。

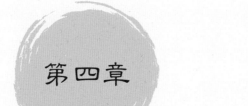

第四章

小儿常见疾病治疗

　　小儿推拿疗法已成为儿童疾病治疗的重要方法之一，比起药物治疗，家长越来越信任小儿推拿这种纯绿色疗法，本章汇总了 20 余种小儿常见疾病的推拿治疗方法，包括感冒、咳嗽、发热、哮喘、呕吐、腹泻等小儿常见病、多发病。

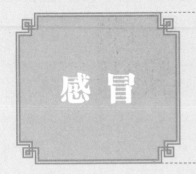

感冒

感冒是小儿时期常见的外感性疾病之一,临床以发热恶寒、咳嗽、头痛、鼻塞流涕、喷嚏为主要特征。本病一年四季均可发病,以冬春多见,在季节变换、气候骤变时发病率高。感冒可分为两种,普通感冒为外感风邪所致,一般病邪轻浅,以肺系症状为主,较易康复且有自愈性,不造成流行;时行感冒为感受时邪病毒所致,病邪较重,具有流行特征。

【病因病机】

小儿感冒的病因有外感因素和正虚因素。小儿脏腑娇嫩,肺气未充,易感受外邪,以风邪为主,常兼杂寒、热、暑、湿、燥等。感冒的病变部位在肺,外邪经皮毛或口鼻侵犯肺卫。肺主呼吸,控制腠理开合,开窍于鼻。腠理开合失司,卫阳被遏,故见头痛身痛、恶寒发热。肺开窍于鼻,肺失清肃,则见鼻塞流涕、喷嚏、咳嗽、咽喉红肿等。风邪常兼夹寒、热、暑、湿等病因为患,常见风热证、风寒证及兼夹暑湿的湿困中焦等证。此外,小儿先天禀赋不足,或久病肺脾气虚、营卫不和,或肺阴不足,易反复感邪,称为虚体感冒。

◎风寒感冒

【临床表现】 恶寒发热,无汗,头痛,鼻塞,流清涕,喷嚏,咳嗽有痰,喉痒,舌淡红,舌苔薄白,脉浮紧,指纹淡红。

【治则】 祛风散寒,宣肺解表。

【处方】 开天门50次,推坎宫50次,揉太阳200次,黄蜂入洞100次,推三关300次,揉外劳宫200次,拿肩井5次,揉肺俞200次。

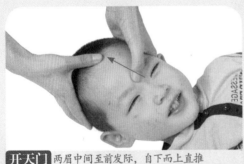

开天门 两眉中间至前发际,自下而上直推

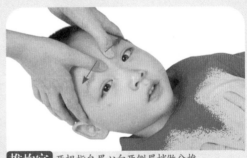

推坎宫 两拇指自眉心向两侧眉梢做分推

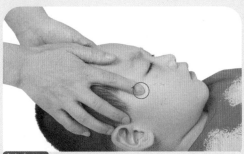

揉太阳 眉后凹陷处，用食指揉

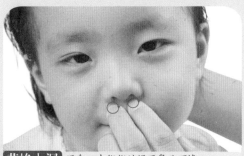

黄蜂入洞 用食、中指指端揉两鼻孔下缘

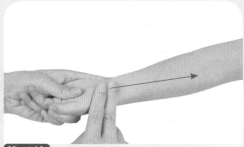

推三关 前臂桡侧缘，自腕横纹推向肘横纹

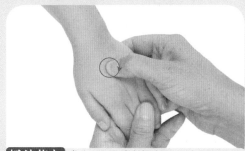

揉外劳宫 掌背，与内劳宫相对处，用拇指揉

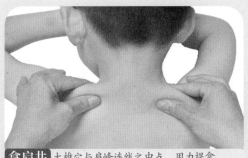

拿肩井 大椎穴与肩峰连线之中点，用力提拿

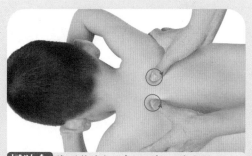

揉肺俞 第3胸椎棘突下旁开1.5寸，用拇指揉

方义 开天门、推坎宫、揉太阳、揉外劳宫、推三关疏风散寒解表；揉肺俞、拿肩井宣肺理气；黄蜂入洞宣通鼻窍。

◎风热感冒

【临床表现】 发热重，恶寒轻或恶风，有汗，头痛，鼻塞流黄色脓涕，喷嚏，咳嗽，痰黄黏，咽红肿疼痛，口干渴，舌质红，舌苔薄黄，脉浮数，指纹紫红。

【治则】 疏风清热，宣肺解表。

【处方】 清肺经 300 次,清天河水 300 次,开天门 50 次,推坎宫 50 次,揉太阳 200 次,揉肺俞 200 次,拿风池 5 次。

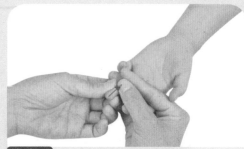

清肺经 无名指末节螺纹面,自指端向指根推

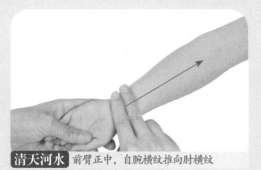

清天河水 前臂正中,自腕横纹推向肘横纹

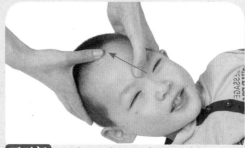

开天门 两眉中间至前发际,自下而上直推

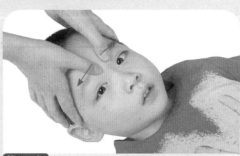

推坎宫 两拇指自眉心向两侧眉梢做分推

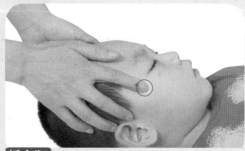

揉太阳 眉后凹陷处,用食指揉

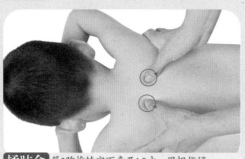

揉肺俞 第3胸椎棘突下旁开1.5寸,用拇指揉

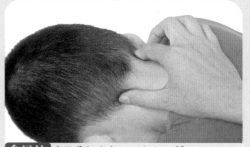

拿风池 在枕骨粗隆直下凹陷处,对拿

方义　开天门、推坎宫、揉太阳、拿风池疏风解表;清肺经、清天河水清泻肺热;揉肺俞宣发肺气。

◎体虚感冒

【临床表现】 面色不华,平素汗多,常自汗出,恶风怕冷,肌肉松弛,鼻塞流涕,发热不甚,反复感冒,舌淡,舌苔薄白,脉缓弱,指纹淡。

【治则】 补益肺脾之气。

【处方】 补脾经 300 次,补肺经 300 次,揉肺俞 200 次,按揉足三里、关元、气海各 200 次。

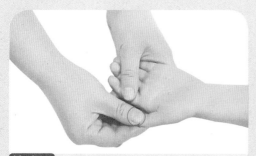
补脾经 拇指末节螺纹面,用拇指指面旋推

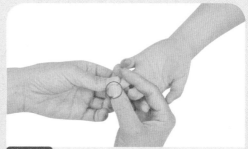
补肺经 无名指末节螺纹面,用拇指指面旋推

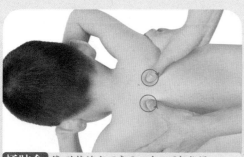
揉肺俞 第3胸椎棘突下旁开1.5寸,用拇指揉

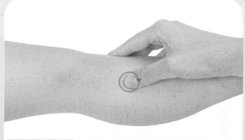
按揉足三里 外膝眼下3寸,胫骨外一横指,按揉

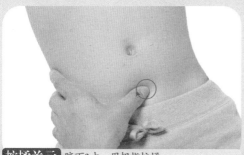
按揉关元 脐下3寸,用拇指按揉

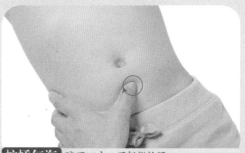
按揉气海 脐下1.5寸,用拇指按揉

方义 补脾经、补肺经、揉肺俞补益肺脾之气而增强机体抵抗力;按揉足三里、关元、气海有较强的补气作用。

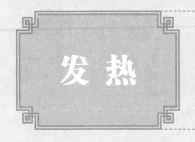

发 热

发热,指体温高出正常而言,是小儿常见的一种病症。临床以肌肤热感伴面红、耳赤、口干、便秘、尿黄等为特征,一般可分为外感发热、阴虚内热、肺胃实热三种,其中外感发热,多是感冒引起的。

【病因病机】

1. 外感发热:小儿形气未充,皮毛脆弱,卫气护外功能尚未发育完全,若此时感受外邪,易为风寒所侵,邪气侵袭体表,卫气与外邪抗争而致发热;或是风寒紧束肌肤毛孔,卫气郁而不发导致发热。

2. 阴虚内热:小儿素体虚弱,先天不足,或后天失养,或久病耗气伤阴,肺肾不足,阴液不能抑制阳气,以致虚热不退。

3. 脾胃积热:饮食不节,损伤脾胃,导致所食之物停滞不消,积于中焦胃脘而生内热;或过食辛辣之物而生湿热。

◎外感发热

【临床表现】 风寒引起的发热,可见恶寒无汗,头痛,鼻塞流涕,舌质淡红,舌苔薄白,脉浮紧,指纹鲜红;风热引起的可见高热,汗出恶风,头痛,鼻塞,流黄色浊涕,咽喉红肿疼痛,口干渴,舌苔薄黄,脉浮数,指纹红紫。

【治则】 疏风解表,使外邪从表而解。

【处方】 风寒风热均可。开天门 50 次,推坎宫 20 次,揉太阳 30 次,清天河水 200 次。

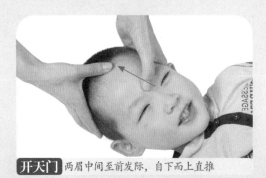

开天门 两眉中间至前发际,自下而上直推   推坎宫 两拇指自眉心向两侧眉梢做分推

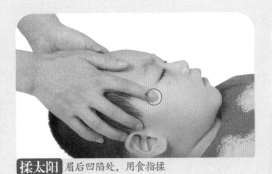

揉太阳 眉后凹陷处，用食指揉

清天河水 前臂正中，自腕横纹推向肘横纹

【风寒者加减】 加推三关 300 次、拿风池 5 次。

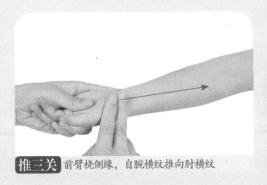

推三关 前臂桡侧缘，自腕横纹推向肘横纹

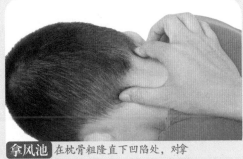

拿风池 在枕骨粗隆直下凹陷处，对拿

【风热者加减】 加清肺经 200 次、捏挤大椎 20 次。

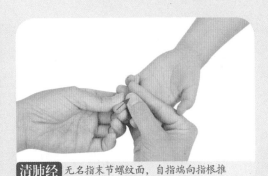

清肺经 无名指末节螺纹面，自指端向指根推

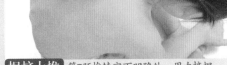

捏挤大椎 第7颈椎棘突下凹陷处，用力挤捏

方义 开天门、推坎宫、揉太阳疏风解表，发散外邪；清肺经、清天河水可清肺泻热；捏挤大椎可解表泻热；推三关、拿风池发汗解表，散风寒。

◎阴虚内热

【临床表现】 常常热势不高,潮热,下午3~5时尤甚,两颧发红,五心烦热,口唇干燥,皮肤干燥缺乏弹性,饮食减少,夜寐不宁,盗汗,舌红苔少或剥,脉细数无力,指纹淡紫。

【治则】 滋阴清热。

【处方】 补脾经300次,补肺经300次,揉二人上马100次,按揉足三里200次,清天河水200次,揉涌泉100次,揉内劳宫100次。

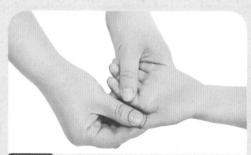

补脾经 拇指末节螺纹面,用拇指指面旋推

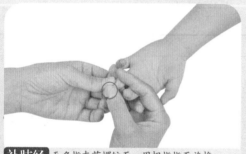

补肺经 无名指末节螺纹面,用拇指指面旋推

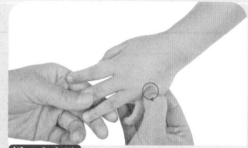

揉二人上马 无名指、小指掌指关节后陷中,揉之

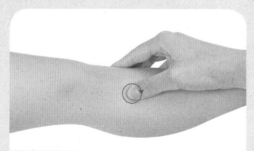

按揉足三里 外膝眼下3寸,胫骨外一横指,按揉

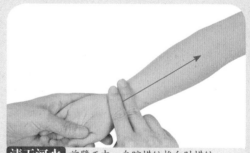

清天河水 前臂正中,自腕横纹推向肘横纹

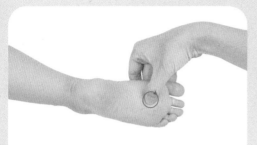

揉涌泉 屈足蜷趾时足心最凹陷中，用拇指揉

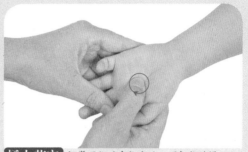

揉内劳宫 握拳屈指时中指尖处，用拇指端揉

方义 补肺经、揉二人上马滋养肺肾之阴，补充阴液，配清天河水、揉内劳宫以清热，标本兼治；补脾经、按揉足三里可以健脾和胃，增强脾胃的消化功能，增进饮食以补充水谷精微；揉涌泉退虚热。

◎脾胃积热

【临床表现】 热势持续，热度较高，脘腹疼痛，烦躁不安，嗳腐吞酸，恶心呕吐，大便秘结，口渴欲饮，不思饮食，舌红苔黄厚腻，脉滑数，指纹深紫。

【治则】 清泻实热，消食化积。

【处方】 清胃经200次，清大肠200次，顺运内八卦50次，清天河水200次，退六腑200次，揉中脘、天枢各200次，顺时针摩腹5分钟。

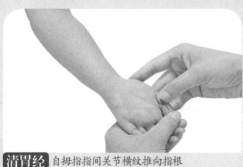

清胃经 自拇指指间关节横纹推向指根

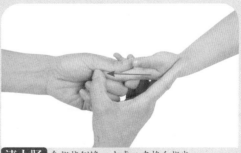

清大肠 食指桡侧缘，由虎口直推向指尖

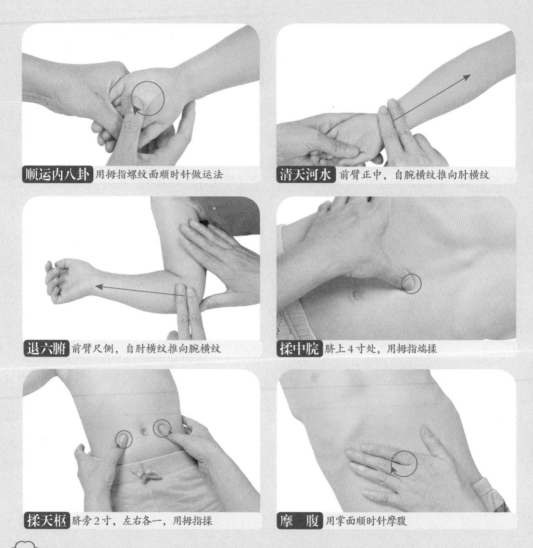

顺运内八卦 用拇指螺纹面顺时针做运法

清天河水 前臂正中，自腕横纹推向肘横纹

退六腑 前臂尺侧，自肘横纹推向腕横纹

揉中脘 脐上4寸处，用拇指端揉

揉天枢 脐旁2寸，左右各一，用拇指揉

摩　腹 用掌面顺时针摩腹

方义　清胃经、摩腹清中焦实热，配清大肠、揉中脘、揉天枢，通调肠道，消积滞以通便泻火；清天河水、退六腑清热泻火除烦；顺运内八卦理气消积。

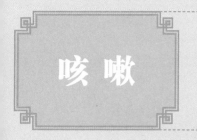

咳嗽是指肺气上逆作咳,咯吐痰涎。一般以有声无痰为咳,有痰无声为嗽,有痰有声为咳嗽。本病是常见的肺系病症,一年四季皆可发生,尤以冬春季气温突然变化之时为多。

【病因病机】

小儿形体未充,肺脏娇嫩,卫气保护肌肤体表的功能未壮,故抵抗力较弱,各种因素均易侵犯肺脏而致咳嗽。咳嗽分为外感与内伤两种。

1. 外感咳嗽:肺为娇脏,主一身体表之皮毛,外部邪气侵袭人体时首先伤及肺脏。当风寒或风热外侵,邪气客于肌表,导致肺气不能正常宣发,清肃功能亦受影响,因而痰液滋生;或燥邪犯肺,肺津受灼,痰涎黏结,气道不利引起咳嗽。

2. 内伤咳嗽:久病致肺阴虚损,肺气上逆而致咳;或脾胃虚弱,健运失司,痰湿内生,影响肺的宣发功能,引起咳嗽;或是痰液积聚化热,导致痰热咳嗽。

◎外感咳嗽

【临床表现】 风寒者咳嗽声短而重,痰稀色白,恶寒无汗,头身疼痛,鼻塞流涕,舌苔薄白,脉浮紧,指纹色红。风热者咳嗽声高,痰少质稠,发热恶风,汗出,鼻流浊涕,口渴,咽痛,舌苔薄黄,脉浮数,指纹色鲜红或紫红。

【治则】 疏风解表,宣肺止咳。

【处方】 开天门 30 次,推坎宫 50 次,揉太阳 30 次,清肺经 250 次,揉膻中 200 次,揉乳根 50 次,揉肺俞 150 次,顺运内八卦 50 次。

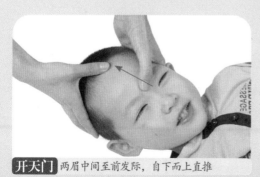

开天门 两眉中间至前发际,自下而上直推

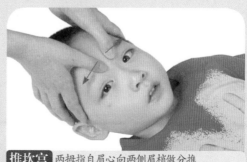

推坎宫 两拇指自眉心向两侧眉梢做分推

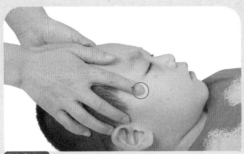

揉太阳 眉后凹陷处，用食指揉

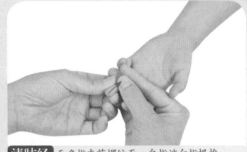

清肺经 无名指末节螺纹面，自指端向指根推

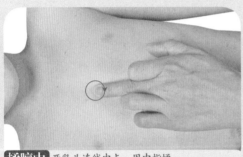

揉膻中 两乳头连线中点，用中指揉

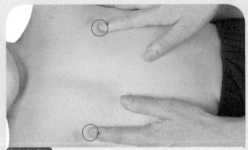

揉乳根 乳头直下0.2寸，用食指揉

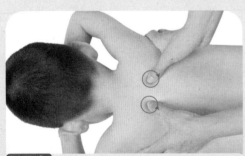

揉肺俞 第3胸椎棘突下旁开1.5寸，用拇指揉

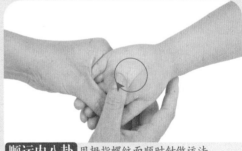

顺运内八卦 用拇指螺纹面顺时针做运法

【加减】 风寒者加推三关300次；风热者加清天河水200次，退六腑200次。

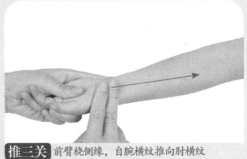

推三关 前臂桡侧缘，自腕横纹推向肘横纹

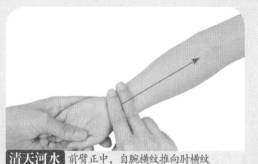

清天河水 前臂正中,自腕横纹推向肘横纹

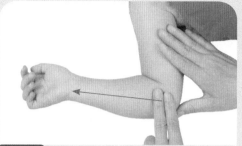

退六腑 前臂尺侧,自肘横纹推向腕横纹

方义 开天门、推坎宫、揉太阳疏风解表;揉膻中、顺运内八卦理气宽胸,化痰止咳;清肺经、揉肺俞、揉乳根宣发肺气,止咳化痰。

◎阴虚燥咳

【临床表现】 久咳,午后较重,身微热或干咳少痰,咽喉痒痛,面色潮红,手足心热,神疲乏力,形体消瘦,皮肤干燥缺少弹性,舌红,舌苔少,脉细数。

【治则】 养阴清肺,润燥止咳。

【处方】 补脾经200次,补肺经300次,顺运内八卦200次,揉膻中50次,揉天突200次,揉肺俞100次,揉中脘200次,按揉足三里100次,按揉阴陵泉200次,按揉三阴交200次。

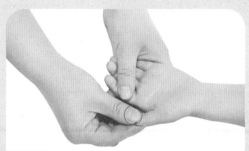

补脾经 拇指末节螺纹面,用拇指指面旋推

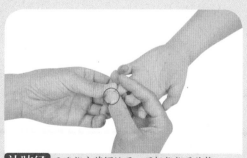

补肺经 无名指末节螺纹面,用拇指指面旋推

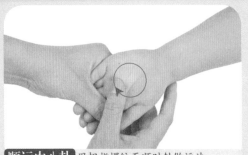

顺运内八卦 用拇指螺纹面顺时针做运法

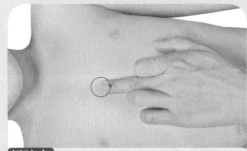

揉膻中 两乳头连线中点，用中指揉

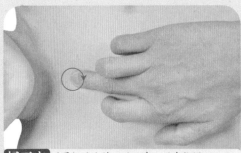

揉天突 胸骨切迹上缘凹陷正中，用中指揉

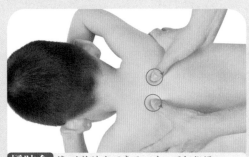

揉肺俞 第3胸椎棘突下旁开1.5寸，用拇指揉

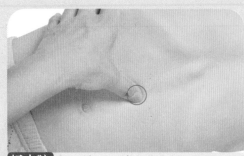

揉中脘 脐上4寸处，用拇指端揉

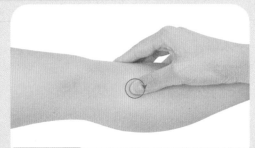

按揉足三里 外膝眼下3寸，胫骨外一横指，按揉

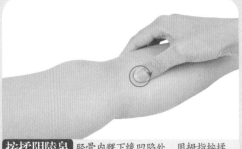
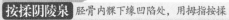

按揉阴陵泉 胫骨内髁下缘凹陷处，用拇指按揉

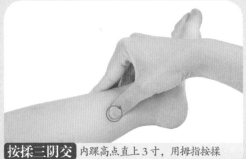

按揉三阴交 内踝高点直上3寸，用拇指按揉

方义　补脾经、补肺经补益肺脾之气；揉肺俞宣肺止咳；揉膻中、顺运内八卦宽胸理气、止咳化痰；揉天突降气止咳；揉中脘、按揉足三里强健脾胃,增强脾胃消化功能；按揉三阴交补益一身之阴,按揉阴陵泉健脾化湿。

◎痰湿咳嗽

【临床表现】　咳声重浊,色白而稀,喉间痰鸣,胸闷,食欲不振,神疲乏力,脉滑,舌苔厚腻。

【治则】　健脾利湿,宣肺化痰止咳。

【处方】　补脾经 200 次,清肺经 200 次,顺运内八卦 100 次,掐精宁 100 次,揉膻中 150 次,揉乳根 50 次,揉乳旁 50 次,揉肺俞 100 次,捏脊 6 遍。

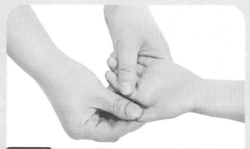

补脾经　拇指末节螺纹面,用拇指指面旋推

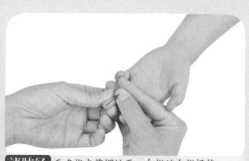

清肺经　无名指末节螺纹面,自指端向指根推

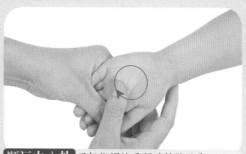

顺运内八卦　用拇指螺纹面顺时针做运法

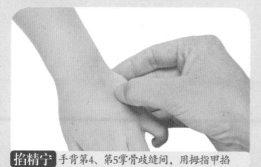

掐精宁　手背第4、第5掌骨歧缝间,用拇指甲掐

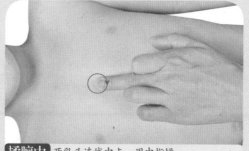

揉膻中　两乳头连线中点,用中指揉

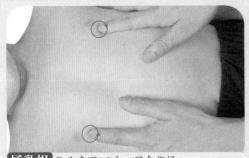

揉乳根 乳头直下0.2寸，用食指揉

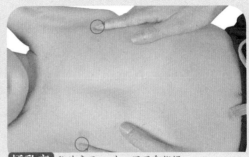

揉乳旁 乳外旁开0.2寸，用两食指揉

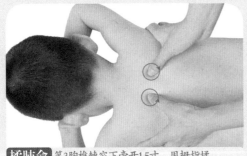

揉肺俞 第3胸椎棘突下旁开1.5寸，用拇指揉

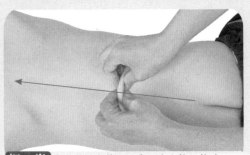

捏　脊 自龟尾至大椎穴，自下向上挤捏推进

方义

补脾经、捏脊健脾利湿化痰，清肺经、揉肺俞、揉乳根、揉乳旁宣肺止咳化痰，顺运内八卦、揉膻中、掐精宁宽胸理气化痰。

◎痰热咳嗽

【临床表现】 咳嗽痰黄，黏稠难咯，面红口渴，脉滑数，指纹色紫。

【治则】 清热化痰止咳。

【处方】 清肺经300次，清天河水200次，顺运内八卦100次，推小横纹200次，揉膻中200次，揉丰隆200次。

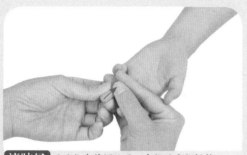

清肺经 无名指末节螺纹面，自指端向指根推

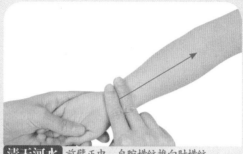

清天河水 前臂正中，自腕横纹推向肘横纹

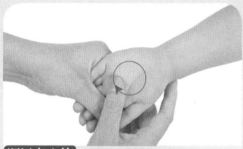

顺运内八卦 用拇指螺纹面顺时针做运法

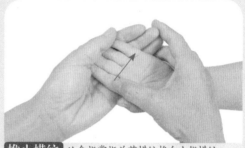

推小横纹 从食指掌指关节横纹推向小指横纹

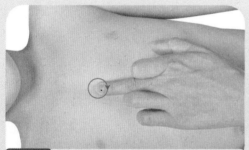

揉膻中 两乳头连线中点，用中指揉

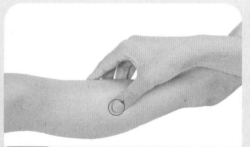

揉丰隆 外踝尖上8寸，用拇指揉

方义　清肺经、清天河水清泻肺热，顺运内八卦、推小横纹、揉膻中、揉丰隆宽胸理气化痰止咳。

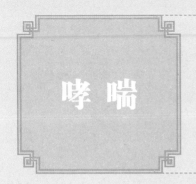

哮 喘

哮喘是小儿常见的一种呼吸道疾病，临床上常以发作性呼吸困难，呼气明显延长，喉间有哮鸣音，严重时张口抬肩，难以平卧为特征。哮指声响，喘指气息。本病发作具有明显的季节性，冬春两季发病率较高，年龄以1~6岁多见，常反复发作。包括了西医学所称喘息性支气管炎、支气管哮喘，95%的发病诱因为呼吸道感染。哮喘常有家族史及小儿个人过敏史，具有遗传性。

【病因病机】

小儿哮喘病的形成有内因和外因两个方面。内因与伏痰有关，病位涉及肺、脾、肾三脏；外因则包括天气突变、饮食不当等，即感受外邪，接触邪气。哮喘的病位主要在肺，其主要发病机理为痰饮内伏，遇各种因素使痰饮出动而引发。发作时，痰随气升，气因痰阻，相互搏结，阻塞气道，气机升降不利，以致呼气不畅，短气喘促，胸闷憋气，咽喉哮吼痰鸣。若痰饮不除，留于体内，伏痰触遇诱因又可引起哮喘再次发作。反复发作，致使正气衰减，疾病迁延，缠绵难愈。

◎寒性哮喘

【临床表现】 初起可见咳嗽、鼻塞流清涕等表证，继之哮喘发作，症见呼吸急促、困难，呼气延长，甚者抬肩欠肚，胸膈满闷，不能平卧，喘息时间有哮鸣声，痰少色白，清稀多沫，形寒肢冷，无汗，面色晦滞青紫，口不渴，小便清长，舌淡红，舌苔薄白或白腻，脉濡数或浮滑，指纹淡红。

【治则】 温肺散寒，化痰平喘。

【处方】 补脾经300次，清肺经300次，补肺经300次，揉掌小横纹300次，揉外劳宫300次，揉膻中、天突各100次，揉丰隆200次，按揉足三里200次。

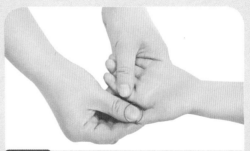

补脾经 拇指末节螺纹面，用拇指指面旋推

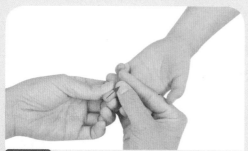

清肺经 无名指末节螺纹面，自指端向指根推

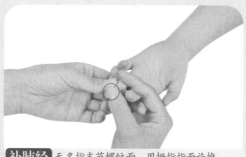

补肺经 无名指末节螺纹面，用拇指指面旋推

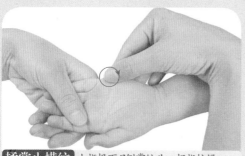

揉掌小横纹 小指根下尺侧掌纹头，拇指按揉

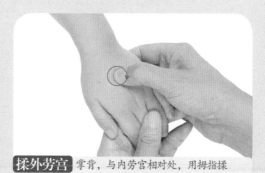

揉外劳宫 掌背，与内劳宫相对处，用拇指揉

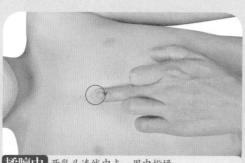

揉膻中 两乳头连线中点，用中指揉

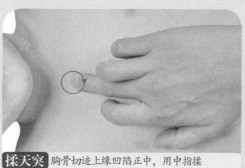

揉天突 胸骨切迹上缘凹陷正中，用中指揉

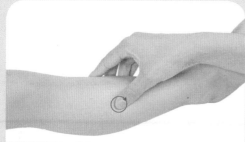

揉丰隆 外踝尖上8寸，用拇指揉

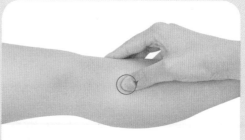

按揉足三里 外膝眼下3寸，胫骨外一横指，按揉

> **方义** 补脾经、清肺经、补肺经健脾利湿,宣通肺气,清肺祛痰;揉外劳宫温肺散寒而化痰饮;揉膻中、揉掌小横纹、揉天突豁痰平喘;揉丰隆、按揉足三里健脾胃,化痰湿。

◎热性哮喘

【临床表现】 哮喘发作较急,声高,气促胸闷,不能平卧,有哮鸣音,痰稠色黄,面红耳赤,烦躁不安,汗出,或伴有发热,咽喉肿痛,口渴欲饮冷水,小便黄赤,大便干结,舌红,舌苔薄黄或黄腻,脉浮数,指纹深红。

【治则】 清泻肺热,降逆平喘。

【处方】 清肺经 300 次,清大肠 300 次,清天河水 300 次,顺运内八卦 100 次,揉掌小横纹 300 次,推膻中 100 次,揉肺俞 100 次,揉天突 100 次,捏挤大椎 25 次。

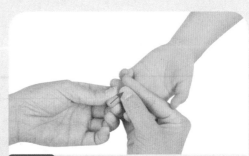

清肺经 无名指末节螺纹面,自指端向指根推

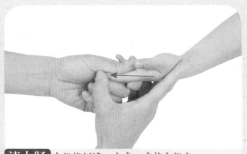

清大肠 食指桡侧缘,由虎口直推向指尖

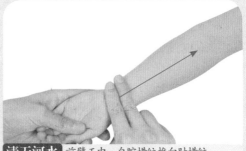

清天河水 前臂正中,自腕横纹推向肘横纹

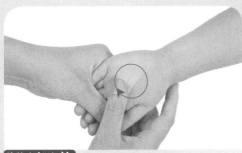

顺运内八卦 用拇指螺纹面顺时针做运法

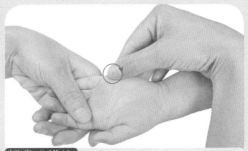

揉掌小横纹 小指根下尺侧掌纹头，拇指按揉

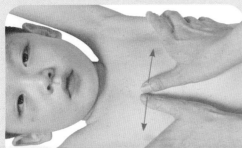

推膻中 用两手拇指自两乳头连线中点向外分推

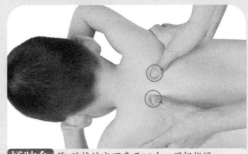

揉肺俞 第3胸椎棘突下旁开1.5寸，用拇指揉

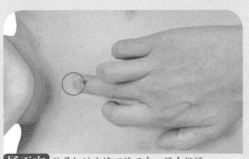

揉天突 胸骨切迹上缘凹陷正中，用中指揉

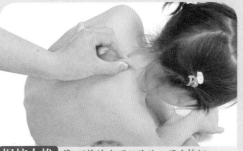

捏挤大椎 第7颈椎棘突下凹陷处，用力挤捏

方义 清肺经、清天河水、揉掌小横纹配合顺运内八卦清宣肺热、宽胸理气、止咳化痰；肺与大肠相表里，清大肠以加强泻肺热的作用；推膻中、揉肺俞降逆平喘；揉天突祛痰降逆；捏挤大椎清热。

【临床表现】 平素畏寒自汗,少气懒言,动则气喘。发作前可见喷嚏、鼻塞、流清涕、气短等征兆,常因饮食不节而引发症状,可见神疲乏力、四肢发冷、食欲不振、口不渴、小便清长、舌淡苔薄白、脉濡细无力、指纹淡白。

◎缓解期

【治则】 扶正固本,调理肺、脾、肾。

【处方】 补肺经300次,补脾经300次,补肾经300次,运土入水200次,揉肺俞、脾俞、肾俞、丰隆各200次,按揉足三里、三阴交各200次。

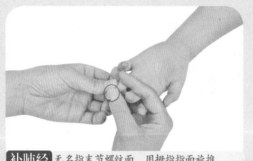
补肺经 无名指末节螺纹面,用拇指指面旋推

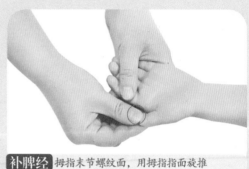
补脾经 拇指末节螺纹面,用拇指指面旋推

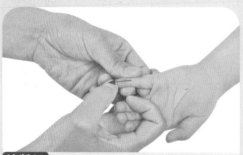
补肾经 小指末节螺纹面,自指间关节向指尖推

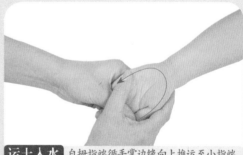
运土入水 自拇指端循手掌边缘向上推运至小指端

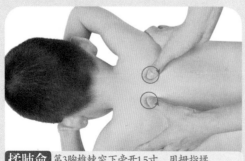
揉肺俞 第3胸椎棘突下旁开1.5寸,用拇指揉

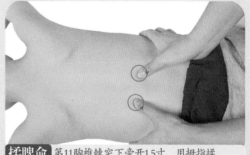
揉脾俞 第11胸椎棘突下旁开1.5寸,用拇指揉

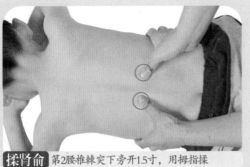

揉肾俞 第2腰椎棘突下旁开1.5寸，用拇指揉

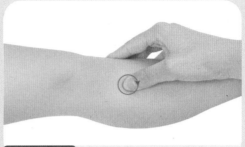

按揉足三里 外膝眼下3寸，胫骨外一横指，按揉

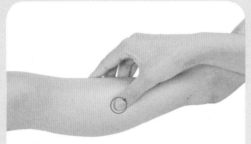

揉丰隆 外踝尖上8寸，用拇指揉

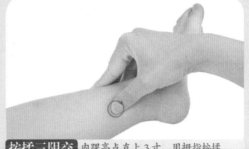

按揉三阴交 内踝高点直上3寸，用拇指按揉

方义

　　补肺经增强肺气功能,益肺固卫；补脾经、肾经培元固本,加强身体整体抵抗力；运土入水清利脾胃湿热且滋补肾水；揉肺俞、脾俞、肾俞、丰隆,按揉足三里、三阴交调理肺、脾、肾三脏,益气健脾化痰。

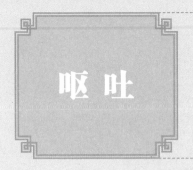

呕 吐

　　呕吐是指由于胃气上逆，所致食物从口中吐出的病症。临床以有物有声为呕，有物无声为吐，有声无物谓之哕。呕吐是临床中小儿常见的症状，可见于多种疾病，它又是某些急性传染病或急腹症的先兆症状，应引起高度重视。另外，尚有小儿哺乳后有少量乳汁倒流口腔，从口角溢出者，此称为溢乳，是正常的生理反应，不属于病态。

【病因病机】

　　胃是水谷之海，以降为和。小儿脾胃功能薄弱，其功能尚未发育完全，凡外感六淫，侵扰及胃，或暴饮暴食，或过食生冷油腻不易消化的食物，以致脾胃损伤，食物停滞不化，脾胃升降转机失调，胃失和降，气逆于上而发生呕吐。

　　1. 伤食呕吐：小儿脾胃功能发育尚不完善，当饮食不节，喂养不当，易导致食滞胃脘，损伤脾胃，致脾失运化，升降失司，胃气上逆，而发生呕吐。

　　2. 脾胃虚寒：小儿素体正气虚弱，而又过食寒凉的食物，或外感风寒，致脾胃虚寒，中焦阳气不振，胃阳虚弱则胃腐熟水谷的功能受阻，食物不能消化，此时气逆于上，发生呕吐。

　　3. 胃中积热：乳食久积胃中，郁而化热，或外感暑湿、温热时邪，蕴伏肠胃，或者过食辛辣食物，胃热上冲，气逆于上，而发生呕吐。

　　4. 惊恐呕吐：常常由于跌仆惊恐，导致气机逆乱，影响脾胃功能而发生呕吐。

◎**脾胃寒吐**

【临床表现】　一般病程较长，起病较缓。饮食稍多即吐，时作时止，进食后较长时间才出现呕吐，或朝食暮吐，呕吐遇寒加重。吐物多为清稀痰涎，或不消化残余乳食，酸臭不甚。面色苍白，精神倦怠，四肢欠温，腹痛喜暖，大便溏薄，小便清长，舌淡苔薄白，指纹色红或青。

【治则】　温中散寒，和胃止吐。

【处方】　补脾经300次，横纹推向板门100次，揉一窝风100次，揉外劳宫300次，推三关300次，揉中脘5分钟，按揉足三里200次，推天柱骨200次。

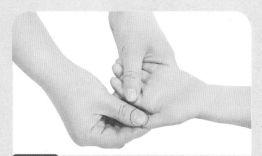

补脾经 拇指末节螺纹面，用拇指指面旋推

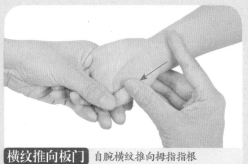

横纹推向板门 自腕横纹推向拇指指根

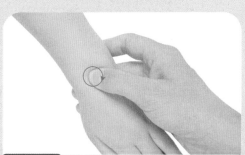

揉一窝风 手背腕横纹正中凹陷处，用拇指按揉

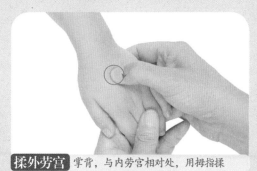

揉外劳宫 掌背，与内劳宫相对处，用拇指揉

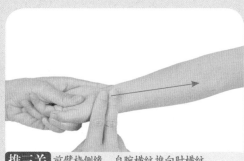
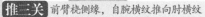

推三关 前臂桡侧缘，自腕横纹推向肘横纹

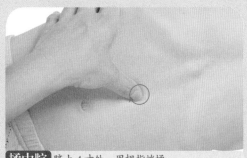

揉中脘 脐上4寸处，用拇指端揉

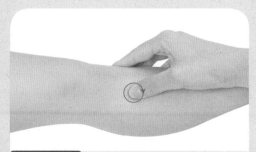

按揉足三里 外膝眼下3寸，胫骨外一横指，按揉

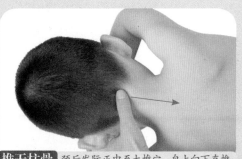

推天柱骨 颈后发际正中至大椎穴，自上向下直推

> **方义** 推天柱骨和胃降逆,配横纹推向板门善止一切呕吐,是治疗呕吐的重要穴对;补脾经、揉中脘、揉一窝风、按揉足三里健脾和胃,温中散寒止呕;推三关、揉外劳宫温阳散寒,温补中焦阳气而恢复脾胃功能。

◎**胃热呕吐**

【临床表现】 食入即吐,呕吐物酸臭,口渴喜饮,身热烦躁,面赤唇干,大便臭秽或秘结,小便黄赤,舌质红,舌苔黄,脉滑数,指纹色紫。

【治则】 清热和胃,降逆止呕。

【处方】 清大肠 300 次,清胃经 300 次,退六腑 150 次,顺运内八卦 100 次,横纹推向板门 200 次,推天柱骨 200 次。

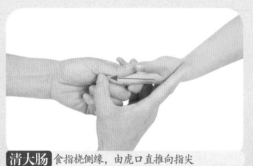

清大肠 食指桡侧缘,由虎口直推向指尖

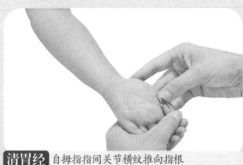

清胃经 自拇指指间关节横纹推向指根

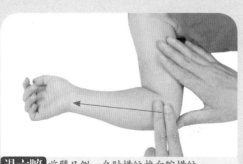

退六腑 前臂尺侧,自肘横纹推向腕横纹

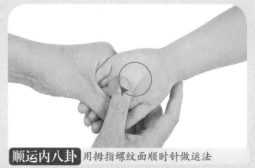

顺运内八卦 用拇指螺纹面顺时针做运法

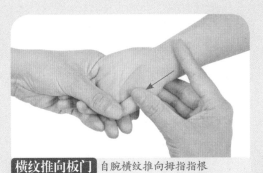

横纹推向板门 自腕横纹推向拇指指根

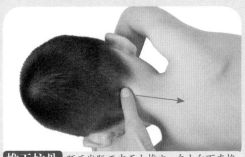

推天柱骨 颈后发际正中至大椎穴,自上向下直推

方义 清胃经、清大肠、退六腑清除积热,通腑止呕;顺运内八卦、横纹推向板门宽胸理气,调和中焦气机而止呕;推天柱骨和胃降逆。

◎伤食呕吐

【临床表现】 呕吐酸臭乳块或未消化的食物,口气臭秽,不思乳食,嗳腐吞酸,脘腹胀满,大便秘结或泻下酸臭,夜卧不安,吐后症减,舌苔厚腻,脉滑有力,指纹紫滞。

【治则】 消食导滞,和中降逆。

【处方】 补脾经 300 次,揉板门 200 次,清大肠 300 次,顺运内八卦 100 次,揉中脘 5 分钟,按揉足三里 200 次,分推腹阴阳 200 次。

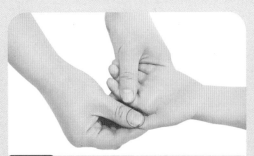

补脾经 拇指末节螺纹面,用拇指指面旋推

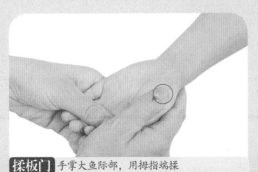

揉板门 手掌大鱼际部,用拇指端揉

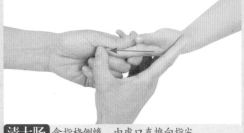

清大肠 食指桡侧缘,由虎口直推向指尖

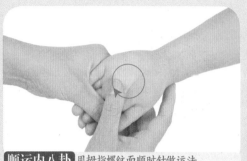

顺运内八卦 用拇指螺纹面顺时针做运法

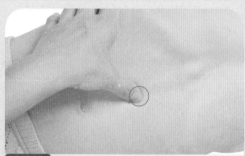

揉中脘 脐上4寸处，用拇指端揉

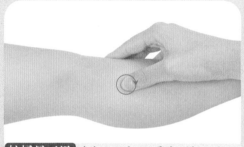

按揉足三里 外膝眼下3寸，胫骨外一横指，按揉

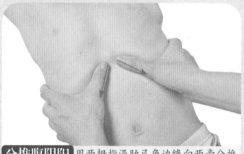

分推腹阴阳 用两拇指沿肋弓角边缘向两旁分推

方义 补脾经、揉中脘、按揉足三里健脾和胃，增强脾胃消化功能；清大肠泻肠腑实热；揉板门、顺运内八卦宽胸理气，调和中焦气机，消食导滞；分推腹阴阳以降逆止呕。

◎惊恐呕吐

【临床表现】 呕吐呈暴发样，或者频繁呕吐清涎，患儿神态紧张，睡卧不安而易惊醒，脉动或数，指纹青。

【治则】 镇惊止吐。

【处方】 揉小天心100次，清心经250次，清肝经200次，揉百会、揉中脘、补脾经、按揉足三里各200次。

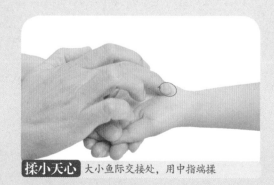

揉小天心 大小鱼际交接处，用中指端揉

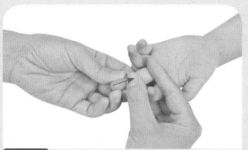

清心经 中指末节螺纹面，自指端向指根推

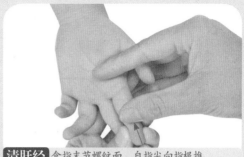

清肝经 食指末节螺纹面，自指尖向指根推

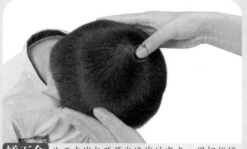

揉百会 头正中线与两耳尖连线的交点，用拇指揉

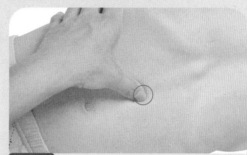

揉中脘 脐上4寸处，用拇指端揉

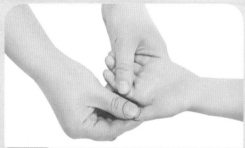

补脾经 拇指末节螺纹面，用拇指指面旋推

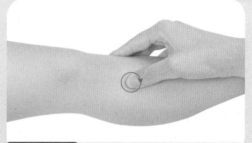

按揉足三里 外膝眼下3寸，胫骨外一横指，按揉

方义 揉小天心、清肝经、清心经及揉百会穴可安神镇惊，使患儿趋于安静稳定的状态；揉中脘、补脾经及揉足三里可调和脾胃，和胃气而降逆止呕。

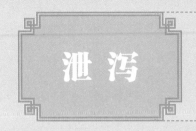

泄泻

泄泻是指大便次数增多,粪质稀薄或如水样,常带有不消化的乳食及黏液,西医称泄泻为腹泻,本病以2岁以下的小儿最为多见。一年四季均可发生,发病率夏秋季节为高。

【病因病机】

小儿脾胃虚弱,外感时邪,内伤乳食,或脾肾阳虚、气虚,均可导致脾胃运化功能不佳而发生泄泻。若治疗及时得当,预后良好。重者泄泻过度,易见气阴两伤,甚至危及生命。久泻迁延不愈者,则易转为疳证或出现慢惊风。

1. 感受外邪:小儿脏腑娇嫩,肌肤脆弱,冷暖难以自知,易感受外邪而发病。外感风、寒、暑、湿、热邪均可致泻,而燥邪致泻少见,因脾的特性喜燥而恶湿。其他外邪常常与湿邪相合而致泻,一般冬春季节常见风或寒与湿相合而致泻,夏秋多暑(热)与湿相合致泻。暴泻最常见的病因是湿热。

2. 内伤乳食:小儿脾常不足,运化力弱,饮食不知自节,若调护失宜、哺乳不当,饮食失节,或过食油腻、生冷的食物,使得脾阳受损、脾气运化受阻,脾胃不能腐熟水谷,故饮食积滞于肠胃而不化,导致腹泻的发生。

3. 脾胃虚弱:小儿先天禀赋不足,后天调护失宜,或久病迁延不愈,皆可损伤脾胃,导致脾胃虚弱。胃弱则难以腐熟食物,脾虚则无力升举清阳,因而清浊不分,合污而下,而成脾虚腹泻。

◎寒湿泻

【临床表现】 大便清稀并且多泡沫,色淡,臭气不甚,肠鸣腹痛,或伴有恶寒发热,鼻流清涕,厌食,咳嗽,口不渴,手足欠温,舌苔白腻或薄白,脉濡,指纹色红。

【治则】 温里散寒,化湿止泻。

【取穴】 补脾经200次,推三关300次,补大肠200次,揉外劳宫100次,推上七节骨200次,揉龟尾200次,按揉足三里200次,揉脐、摩腹各5分钟。

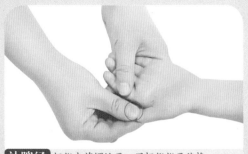

补脾经 拇指末节螺纹面,用拇指指面旋推

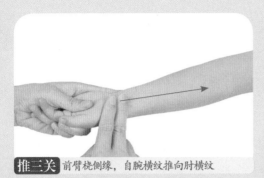

推三关 前臂桡侧缘，自腕横纹推向肘横纹

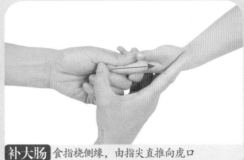

补大肠 食指桡侧缘，由指尖直推向虎口

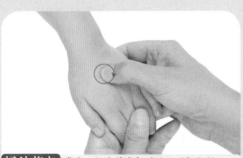
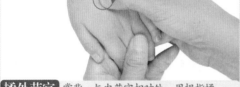

揉外劳宫 掌背，与内劳宫相对处，用拇指揉

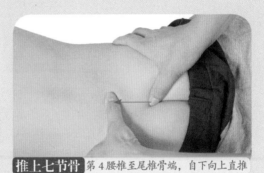

推上七节骨 第4腰椎至尾椎骨端，自下向上直推

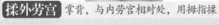

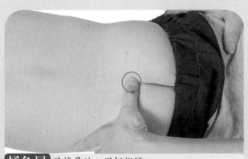

揉龟尾 尾椎骨端，用拇指揉

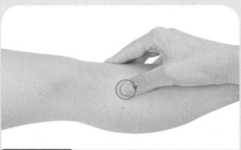

按揉足三里 外膝眼下3寸，胫骨外一横指，按揉

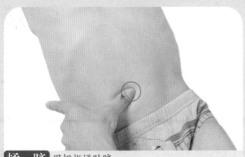

揉 脐 用拇指揉肚脐

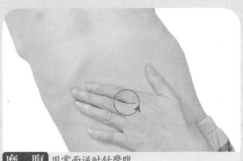

摩 腹 用掌面逆时针摩腹

方义 推三关、揉外劳宫温阳散寒；推上七节骨、揉龟尾、揉脐、摩腹乃止泻四大手法，临床疗效确切，可用于一切腹泻病症；配补脾经与按揉足三里能健脾化湿，温中散寒；补大肠可涩肠止泻。

【加减】 腹痛、肠鸣重者加揉一窝风 100 次、拿肚角 10 次；呕吐者加揉板门穴 100 次；伴有发热者加用退六腑 50 次；体虚加捏脊 5 次。

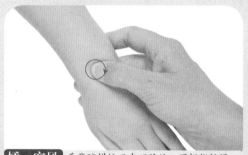
揉一窝风 手背腕横纹正中凹陷处，用拇指按揉

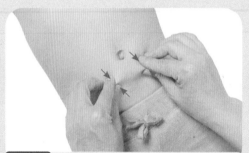
拿肚角 脐下2寸，旁开2寸，大筋处，深拿

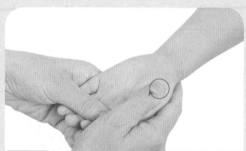
揉板门 手掌大鱼际部，用拇指端揉

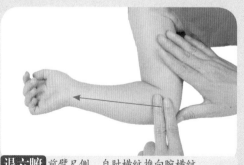
退六腑 前臂尺侧，自肘横纹推向腕横纹

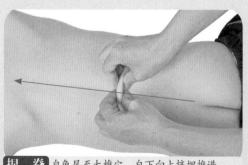
捏脊 自龟尾至大椎穴，自下向上挤捏推进

【临床表现】 腹痛即泻,大便呈水样或如蛋花汤样,色黄褐,气味秽臭,或见少许黏液,身有微热,口渴,尿少色黄,舌苔黄腻,脉滑数,指纹色紫。严重者可见暴泻,一日泻10~20次,伴见高热烦渴、眼眶下陷、神情萎靡、苔干有裂痕、舌绛、脉细数等症状。

◎湿热泻

【治则】 清利湿热,和中止泻。

【取穴】 补脾经200次,清大肠200次,清天河水200次,退六腑200次,推四横纹100次,揉中脘、揉天枢、揉龟尾、按揉足三里各200次。

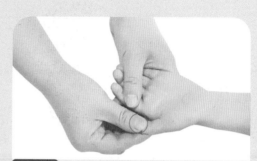

补脾经 拇指末节螺纹面,用拇指指面旋推

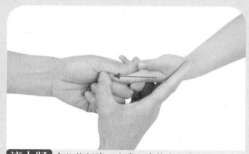

清大肠 食指桡侧缘,由虎口直推向指尖

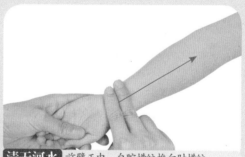

清天河水 前臂正中,自腕横纹推向肘横纹

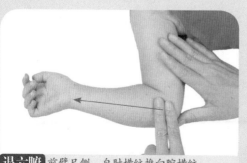

退六腑 前臂尺侧,自肘横纹推向腕横纹

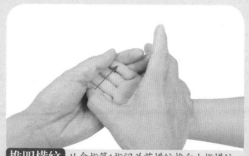

推四横纹 从食指第1指间关节横纹推向小指横纹

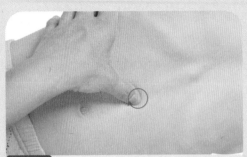

揉中脘 脐上4寸处，用拇指端揉

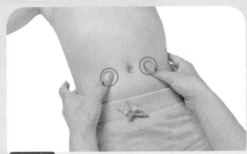

揉天枢 脐旁2寸，左右各一，用拇指揉

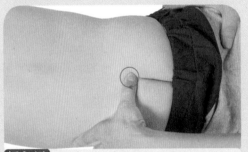

揉龟尾 尾椎骨端，用拇指揉

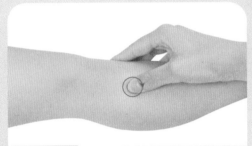

按揉足三里 外膝眼下3寸，胫骨外一横指，按揉

【方义】 补脾经健脾化湿；清大肠、揉天枢清利肠腑湿热积滞；清天河水、退六腑、推四横纹以清热利湿，分清别浊；配揉龟尾以涩肠止泻，揉中脘、按揉足三里调补中焦。

【加减】 暑泻者重揉小天心5分钟。

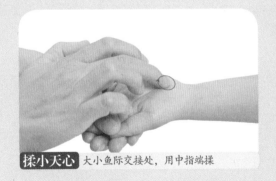

揉小天心 大小鱼际交接处，用中指端揉

◎伤食泻

【临床表现】 腹痛胀满，泻前常哭闹不安，大便量多、稀溏，夹有乳块或食物残渣，酸臭如败卵，便前腹痛，泻后痛减。常伴恶心呕吐，口嗳酸气，口臭，不思乳食，夜卧不安，舌苔厚而黄腻或微黄，脉滑数，指纹紫红而滞。

【治则】 消食导滞，和中止泻。

【取穴】补脾经 200 次,顺运内八卦 100 次,揉板门 200 次,清大肠 200 次,推四横纹 200 次,揉天枢、龟尾、中脘各 200 次,摩腹 5 分钟。

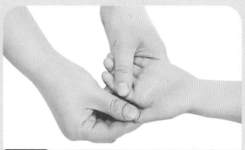

补脾经 拇指末节螺纹面,用拇指指面旋推

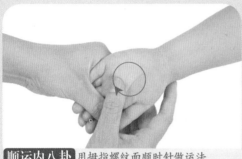

顺运内八卦 用拇指螺纹面顺时针做运法

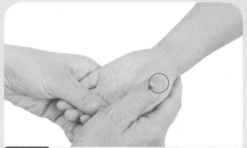

揉板门 手掌大鱼际部,用拇指端揉

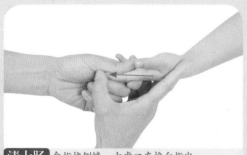

清大肠 食指桡侧缘,由虎口直推向指尖

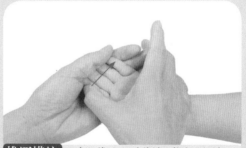

推四横纹 从食指第1指间关节横纹推向小指横纹

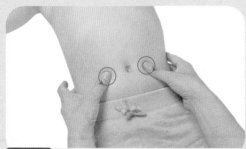

揉天枢 脐旁2寸,左右各一,用拇指揉

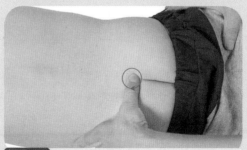

揉龟尾 尾椎骨端,用拇指揉

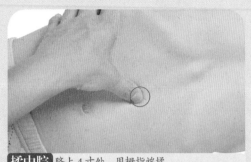

揉中脘 脐上4寸处，用拇指端揉

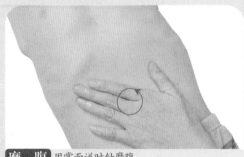

摩 腹 用掌面逆时针摩腹

方义 补脾经、揉中脘、顺运内八卦、揉板门、摩腹健脾和胃，行滞消食；四横纹为小儿伤食的经验要穴；清大肠、揉天枢疏调肠腑积滞；配揉龟尾以理肠止泻。

【加减】 食积者多有郁热，可配合清天河水 200 次，退六腑 200 次。

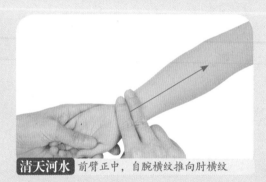

清天河水 前臂正中，自腕横纹推向肘横纹

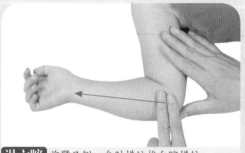

退六腑 前臂尺侧，自肘横纹推向腕横纹

◎脾虚泻

【临床表现】 大便溏薄，久泻不愈，色淡不臭，多于进食后作泻，次数较多。面色萎黄，四肢不温，精神萎顿，食欲不振，舌淡苔薄，脉缓弱，指纹色淡。 严重者可见泻下不止，完谷不化。

【治则】 健脾益气，升清止泻。

【取穴】 补脾经 300 次,补胃经 300 次,推三关 100 次,顺运内八卦 200 次,摩腹、揉脐各 5 分钟,推上七节骨 200 次,捏脊 5 遍,揉百会、按揉足三里、揉龟尾各 200 次。

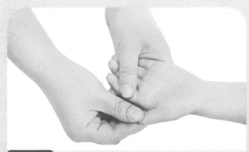

补脾经 拇指末节螺纹面,用拇指指面旋推

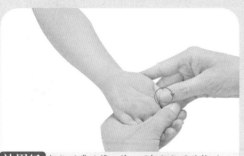

补胃经 拇指近掌端第一节,用拇指指面旋推

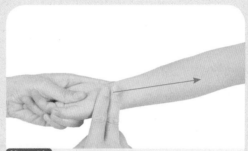

推三关 前臂桡侧缘,自腕横纹推向肘横纹

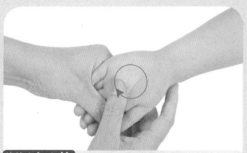

顺运内八卦 用拇指螺纹面顺时针做运法

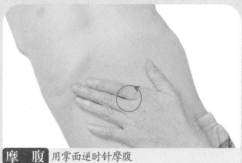

摩 腹 用掌面逆时针摩腹

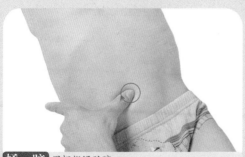

揉 脐 用拇指揉肚脐

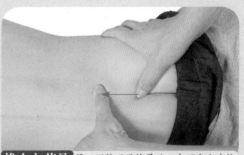

推上七节骨 第 4 腰椎至尾椎骨端,自下向上直推

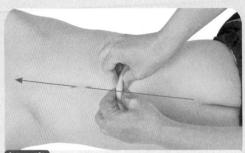

捏 脊 自龟尾至大椎穴，自下向上挤捏推进

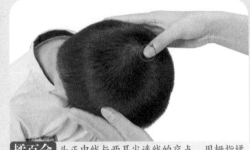

揉百会 头正中线与两耳尖连线的交点，用拇指揉

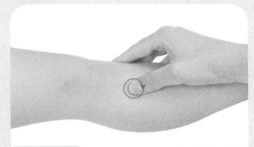

按揉足三里 外膝眼下3寸，胫骨外一横指，按揉

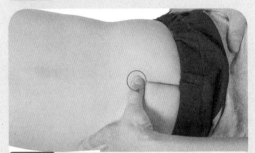

揉龟尾 尾椎骨端，用拇指揉

方义 补脾经、补胃经、顺运内八卦、按揉足三里强健脾胃而调理中焦；推三关、摩腹、揉脐、捏脊温阳补中；配推上七节骨、揉龟尾以温阳涩肠止泻；百会为升阳举陷的要穴，常用来治疗脾虚气陷的泄泻。

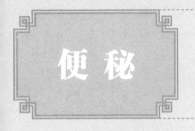

便秘是指排便间隔时间延长,甚至 3~5 日一次大便,便质干燥、硬结,或虽有便意但艰涩难以排出的一种病症,是儿科常见病症,其与生活、饮食习惯密切相关。便秘可单独出现,亦可由其他疾病引起。

【病因病机】

便秘主要是由于大肠津液不足,传导功能失常,粪便在肠道停留过久,水分被吸收使粪便过于干燥、坚硬;或者是身体虚弱,气虚较甚而无力排便,导致大便难以排出。临床一般有实秘、虚秘之分,分别由饮食不节、气血不足所致。

1. 饮食不节:喂养不当,暴饮暴食或过食寒凉食物,损伤脾胃消化功能,导致食物停滞,气机阻滞,郁久化热;或过食辛辣油腻之品,以致肠胃积热;或于热病后耗伤津液,大肠干燥,津液不足,以致排便不畅。

2. 气血不足:小儿先天不足,平素脾胃功能虚弱,气血生化乏源,或久病之后,气血亏虚,气虚则大肠无力传导,血虚则津少肠道干涩,故大便秘结,艰涩难下。

◎实秘

【临床表现】　大便干结,排出困难,或排便间隔延长。面赤身热,烦渴,喜饮冷水,口臭唇赤,小便短少,色黄赤,脘腹疼痛胀满,食欲不振,舌质红,舌苔黄燥,脉沉数有力,指纹色紫。

【治则】　行气导滞,清热通便。

【处方】　清大肠 300 次,退六腑 300 次,掐揉外关 200 次,按揉足三里 200 次,推下七节骨 150 次,搓摩胁肋 100 次,摩腹 5 分钟。

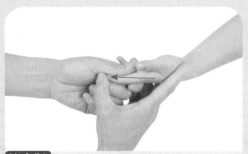

清大肠 食指桡侧缘,由虎口直推向指尖

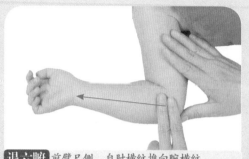

退六腑 前臂尺侧，自肘横纹推向腕横纹

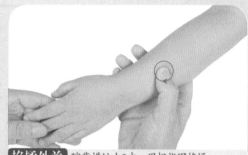

掐揉外关 腕背横纹上2寸，用拇指甲掐揉

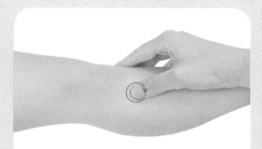

按揉足三里 外膝眼下3寸，胫骨外一横指，按揉

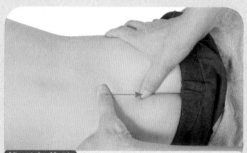

推下七节骨 第4腰椎至尾椎骨端，自上向下直推

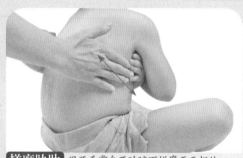

搓摩胁肋 用两手掌自两胁腋下搓摩至天枢处

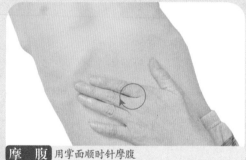

摩　腹 用掌面顺时针摩腹

方义 　推下七节骨以及摩腹通调腑气，两穴为治疗便秘的要穴；掐揉外关配清大肠、退六腑以行气清热，通便消积；按揉足三里健脾和胃；搓摩胁肋，可以散积聚。

【临床表现】 大便秘结,用力挣仍然难下,神疲乏力,形体消瘦,食少纳呆,面色白而无华,口唇淡白,舌质淡,舌苔薄白,脉沉细无力,指纹色淡。

◎虚秘

【治则】 补益气血,滋阴润燥。

【处方】 补脾经300次,清大肠300次,揉二人上马300次,掐揉外关、按揉足三里、揉脐各200次,揉肾俞200次,捏脊3~5遍。每日1次,5次为一个疗程。症状明显改善后应继续推拿治疗,直至排便完全正常。

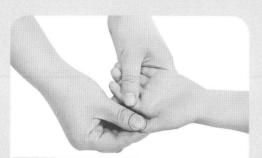

补脾经 拇指末节螺纹面,用拇指指面旋推

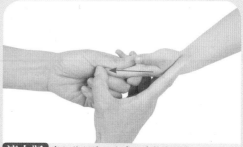

清大肠 食指桡侧缘,由虎口直推向指尖

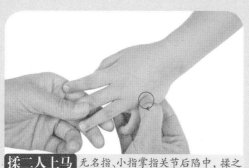

揉二人上马 无名指、小指掌指关节后陷中,揉之

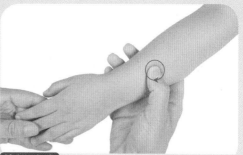

掐揉外关 腕背横纹上2寸,用拇指甲掐揉

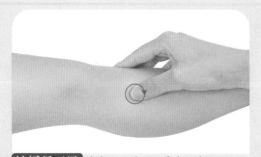

按揉足三里 外膝眼下3寸，胫骨外一横指，按揉

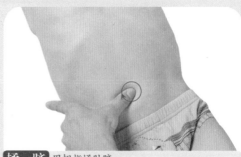

揉 脐 用拇指揉肚脐

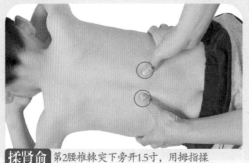

揉肾俞 第2腰椎棘突下旁开1.5寸，用拇指揉

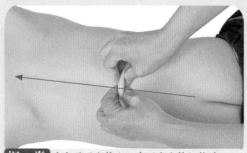

捏 脊 自龟尾至大椎穴，自下向上挤捏推进

方义　补脾经、捏脊、按揉足三里补益脾胃,加强气血生化之源；掐揉外关、清大肠调理气机,清泻积热；揉二人上马、揉肾俞滋阴润燥；揉脐理肠通便。

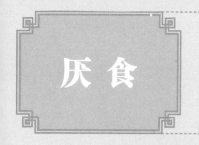

厌食

厌食主要表现为小儿较长时期不思进食，厌恶摄食，是儿童常见的饮食行为问题，也是婴幼儿喂养困难、营养素缺乏的主要原因。发病率较高，尤其在城市儿童中多见，好发于1~6岁的小儿。若是其他外感、内伤疾病中出现厌食症状，则不属于本病。

【病因病机】

小儿脾常不足，饮食没有自控力，挑食、偏食，食不按时，饥饱不一，家长缺少正确的喂养知识，婴儿期喂养不当；或是先天禀赋不足；或久病，迁延未愈，均易导致脾胃损伤。厌食的病变脏腑在脾胃，发病机理为脾运胃纳功能的失常。胃主受纳，脾主运化，脾胃调和，则食欲正常；脾胃消化功能受损，则食欲下降，不欲饮食。长期不思进食又会导致气血生化无源，造成营养缺乏、全身虚弱。

◎脾失健运

【临床表现】 厌恶进食，食量减少或食而无味，面色少华，形体瘦弱，或食后脘腹饱胀，大便不调，精神如常，舌苔薄白或白腻。

【治则】 健脾助运。

【处方】 补脾经300次，揉板门200次，推四横纹300次，清胃经300次，顺运内八卦50次，揉中脘、揉脾俞、揉胃俞、按揉足三里各200次。

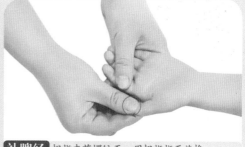

补脾经 拇指末节螺纹面，用拇指指面旋推

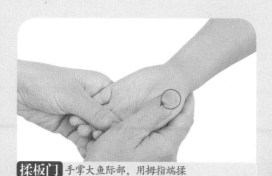

揉板门 手掌大鱼际部，用拇指端揉

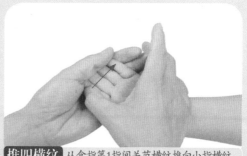

推四横纹 从食指第1指间关节横纹推向小指横纹

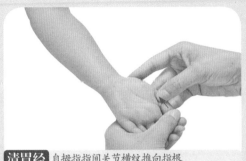

清胃经 自拇指指间关节横纹推向指根

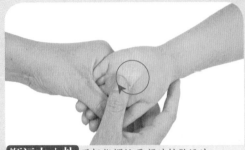

顺运内八卦 用拇指螺纹面顺时针做运法

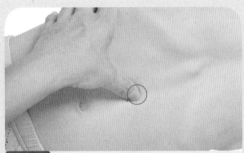

揉中脘 脐上4寸处，用拇指端揉

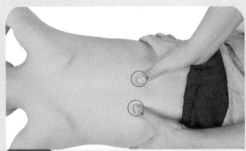

揉脾俞 第11胸椎棘突下旁开1.5寸，用拇指揉

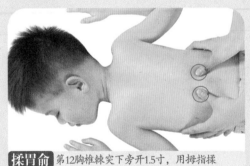

揉胃俞 第12胸椎棘突下旁开1.5寸，用拇指揉

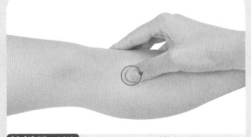

按揉足三里 外膝眼下3寸，胫骨外一横指，按揉

方义 清胃经、推四横纹除胀满，消除中焦积滞；补脾经配合顺运内八卦、揉板门健脾助运化；揉中脘、揉脾俞、揉胃俞、按揉足三里健脾和胃，增强运化功能。

◎胃阴虚弱

【证候】 不思进食，食少饮多，口舌干燥，饮水多，大便偏干，小便色黄，皮肤失润，舌红少津，舌苔少或花剥，脉细数。

【治则】 养阴益胃。

【处方】 补胃经300次,清大肠300次,揉二人上马200次,揉中脘、揉脾俞、揉胃俞、按揉足三里各200次。

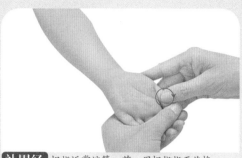

补胃经 拇指近掌端第一节,用拇指指面旋推

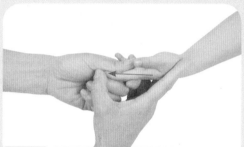

清大肠 食指桡侧缘,由虎口直推向指尖

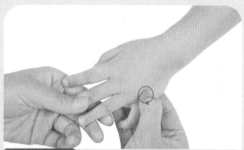

揉二人上马 无名指、小指掌指关节后陷中,揉之

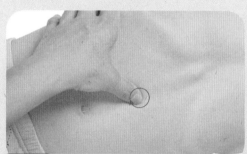

揉中脘 脐上4寸处,用拇指端揉

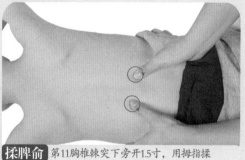

揉脾俞 第11胸椎棘突下旁开1.5寸,用拇指揉

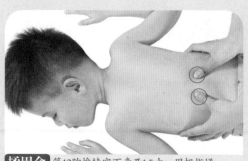

揉胃俞 第12胸椎棘突下旁开1.5寸,用拇指揉

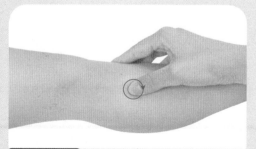

按揉足三里 外膝眼下3寸,胫骨外一横指,按揉

方义 补胃经、揉二人上马配合揉中脘、脾俞、胃俞及按揉足三里可养阴益胃,健脾和胃而助脾胃消化功能;清大肠可清泻湿热。

◎脾胃气虚

【证候】 不思进食,食不知味,形体消瘦,面色少华,神疲乏力,气短,或有大便溏薄夹不消化物,舌淡,舌苔薄白,脉细弱无力。

【治则】 补脾益气。

【处方】 补胃经 200 次,补脾经 200 次,揉脾俞、胃俞、中脘各 200 次,按揉关元、气海、足三里各 200 次。

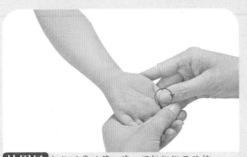

补胃经 拇指近掌端第一节,用拇指指面旋推

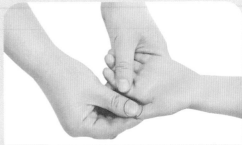

补脾经 拇指末节螺纹面,用拇指指面旋推

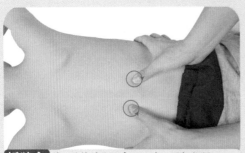

揉脾俞 第11胸椎棘突下旁开1.5寸,用拇指揉

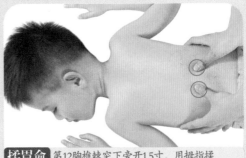

揉胃俞 第12胸椎棘突下旁开1.5寸,用拇指揉

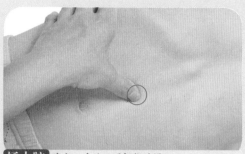

揉中脘 脐上4寸处，用拇指端揉

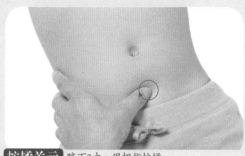

按揉关元 脐下3寸，用拇指按揉

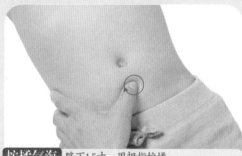

按揉气海 脐下1.5寸，用拇指按揉

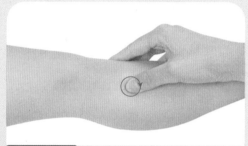

按揉足三里 外膝眼下3寸，胫骨外一横指，按揉

方义　　补脾经、补胃经、揉中脘、揉脾俞、揉胃俞，俞募相配健脾和胃，按揉关元、气海、足三里补中益气。

腹 痛

　　腹痛是指胃脘以下、脐两旁及少腹以上部位发生疼痛，是小儿常见的病症，腹痛情况十分复杂，涉及范围较广。本节所述腹痛主要为腹部受寒，寒邪凝结肠间；或由于虫积腹中，扰乱气血；或由于乳食停滞，气机不畅而引起的功能性腹痛，不包括外科急腹症之腹痛。外科急腹症治疗时须尽早采用西医疗法，以免延误病情。

【病因病机】

　　小儿脏腑娇嫩，经络之气尚未充实，外感风寒、寒邪入里而伤脾胃，乳食积滞或饮食不洁而导致虫积腹中等，均易损伤小儿肠胃，引起气机阻滞，经脉失调而发生腹痛。

　　1. 寒积腹痛：由于护理不当，或天气突然变化，小儿腹部为风寒冷气所侵袭，寒邪积聚腹中。寒为阴邪，其性收引、凝滞，会导致气机阻滞，经络不通，发为腹痛。

　　2. 脾胃虚寒：平素脾胃虚弱，或久病脾虚，致脾阳虚弱，运化功能受阻，加上寒湿滞留，气血失于温养而导致腹痛。

　　3. 伤食腹痛：乳食不节，暴饮暴食，或过食生冷油腻、不易消化的食物，食物留滞中焦，不得消化，致脾胃损伤，气滞不行，引起腹痛。

　　4. 虫积：感染蛔虫，扰动肠中，或窜行胆道，或虫多而扭结成团，阻滞气机而致气滞作痛。

◎寒积腹痛

【临床表现】　腹痛较剧，哭叫不安，常在受凉或过食生冷食物后发生，遇冷加重，得温则减，面色苍白或青白，口唇发青，手足发凉，或兼大便清稀，小便清长，舌淡苔白滑，指纹色红或青紫。

【治则】　温中散寒，理气止痛。

【处方】　揉一窝风 100 次，推三关 300 次，揉外劳宫 100 次，拿肚角 3~5 次，摩腹 5 分钟。

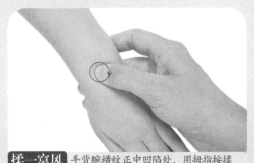

揉一窝风 手背腕横纹正中凹陷处，用拇指按揉

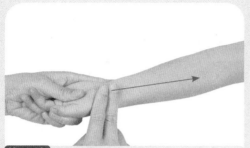

推三关 前臂桡侧缘，自腕横纹推向肘横纹

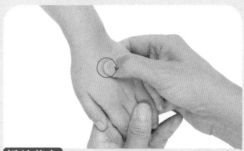

揉外劳宫 掌背，与内劳宫相对处，用拇指揉

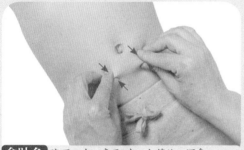

拿肚角 脐下2寸，旁开2寸，大筋处，深拿

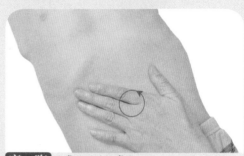

摩 腹 用掌面逆时针摩腹

方义 推三关、揉一窝风、揉外劳宫温中散寒；拿肚角理气止痛；摩腹温中健脾。

◎**虚寒腹痛**

【临床表现】 腹痛隐隐，时作时止，喜温喜按，形体消瘦，面色萎黄，神疲乏力，食少，易发腹泻，舌淡苔薄白，指纹色淡。

【治则】 温补脾肾，益气止痛。

【处方】 补脾经300次，补肾经300次，推三关300次，揉一窝风100次，揉外劳宫300次，揉中脘200次，揉脐200次，揉天枢200次，按揉足三里200次。

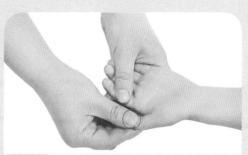

补脾经 拇指末节螺纹面，用拇指指面旋推

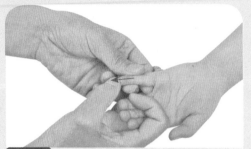

补肾经 小指末节螺纹面，自指间关节向指尖推

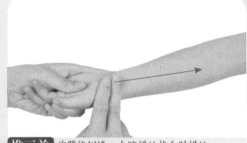

推三关 前臂桡侧缘，自腕横纹推向肘横纹

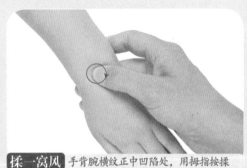

揉一窝风 手背腕横纹正中凹陷处，用拇指按揉

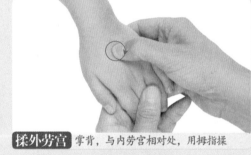

揉外劳宫 掌背，与内劳宫相对处，用拇指揉

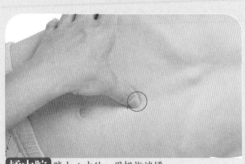

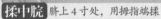

揉中脘 脐上4寸处，用拇指端揉

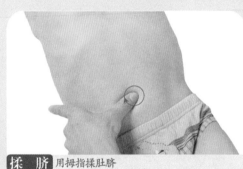

揉脐 用拇指揉肚脐

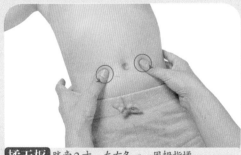

揉天枢 脐旁2寸，左右各一，用拇指揉

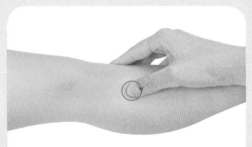

按揉足三里 外膝眼下3寸，胫骨外一横指，按揉

方义 补脾经、补肾经温补脾肾之阳；推三关、揉外劳宫散寒止痛；揉一窝风、揉中脘、揉脐、揉天枢、按揉足三里补益脾胃,温中散寒止痛。

◎伤食痛

【临床表现】 腹部胀痛,按之痛甚,嗳腐吞酸,厌食,恶心呕吐,矢气频作,腹泻或便秘,泻前哭闹,便后痛减,舌苔厚腻,脉滑,指纹紫滞。

【治则】 消食导滞,和中止痛。

【处方】 补脾经 300 次,清大肠 200 次,顺运内八卦 50 次,揉板门 50 次,揉中脘 200 次,揉天枢 200 次,拿肚角 5 次,分推腹阴阳 200 次。

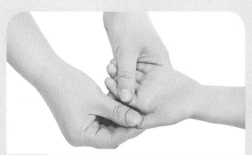

补脾经 拇指末节螺纹面,用拇指指面旋推

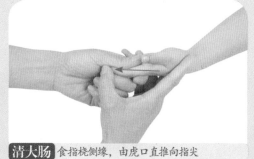

清大肠 食指桡侧缘,由虎口直推向指尖

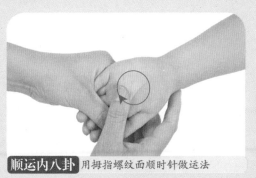

顺运内八卦 用拇指螺纹面顺时针做运法

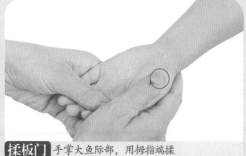

揉板门 手掌大鱼际部,用拇指端揉

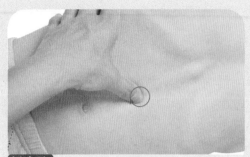

揉中脘 脐上4寸处，用拇指端揉

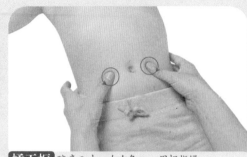

揉天枢 脐旁2寸，左右各一，用拇指揉

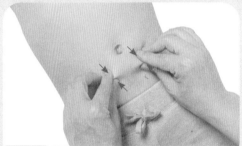

拿肚角 脐下2寸，旁开2寸，大筋处，深拿

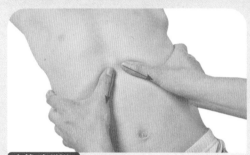

分推腹阴阳 用两拇指沿肋弓角边缘向两旁分推

方义 补脾经、揉板门、揉中脘、分推腹阴阳补脾胃，消食导滞，理气止痛；清大肠、揉天枢疏调肠腑，消积导滞；顺运内八卦理气，调和气血；拿肚角止痛。

◎虫痛

【临床表现】 腹痛突然发作，以脐周为甚，时发时止，有时可在腹部摸到蠕动之块状物，时隐时现，有便虫病史，形体消瘦，食欲不佳，或嗜食异物；如蛔虫窜行胆道则痛如钻顶，时发时止，伴见呕吐。

【治则】 温中行气，安蛔止痛。

【处方】 揉一窝风50次，揉外劳宫50次，推三关200次，摩腹、揉脐各5分钟。

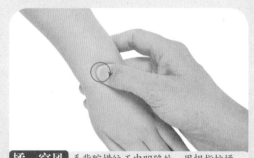

揉一窝风 手背腕横纹正中凹陷处，用拇指按揉

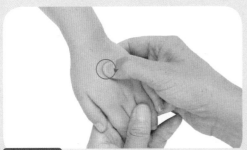

揉外劳宫 掌背，与内劳宫相对处，用拇指揉

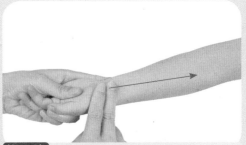

推三关 前臂桡侧缘，自腕横纹推向肘横纹

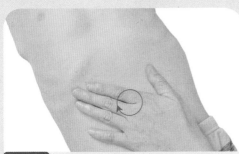

摩　腹 用掌面顺时针摩腹

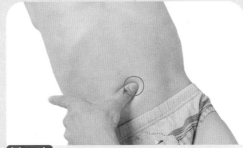

揉　脐 用拇指揉肚脐

方义 摩腹、揉脐补益脾胃，行气止痛。揉一窝风、揉外劳宫、推三关，温中行气散寒，安蛔止痛。

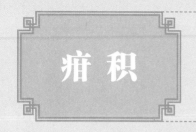

疳 积

疳积是指小儿因内伤饮食，积聚中焦导致气滞、气行不畅所形成的一种慢性消耗性疾病，以食欲不振、食而难以消化，大便不调，发育缓慢甚至停止为特征。本病与西医所谓小儿营养不良症相类似。疳积，又称疳证。

【病因病机】

乳食积滞、脾胃虚弱是疳积的两种最常见证型，二者紧密相关且互为因果。饮食积聚不化可伤及脾胃，而脾胃虚弱又会使消化功能减弱，进一步导致积聚的发生。故临床上常以两种证型互相兼杂为患。

1. 脾胃虚弱：小儿先天不足，素体虚弱，或饮食不节，伤于乳食致脾胃虚弱，运化食物的功能受阻，水谷精微生化无源，营养不良，在内不能供给脏腑，在外不能充养肌肉、四肢百骸，最终气血虚衰，发育障碍，而成疳证。

2. 乳食积滞：小儿饮食不节，饥饱无度，或过食肥甘生冷导致食滞中焦，伤及脾胃，脾胃运化功能受阻，气机升降不调而形成积滞。积滞日久，脏腑得不到水谷精微等营养物质的濡养，导致形体瘦弱，而成疳证。

◎脾胃气血两亏

【临床表现】 面色萎黄或苍白，毛发稀疏枯黄，口唇色淡，肌肤不荣，骨瘦如柴，四肢欠温，精神萎靡，困倦无力，食欲不振，夜卧不安，啼哭声低，大便溏泻，舌淡，舌苔薄，脉细弱，指纹色淡。

【治则】 温中健脾，补益气血。

【处方】 推三关 300 次，补脾经 300 次，揉外劳宫 50 次，顺运内八卦 100 次，掐四横纹 5 次，揉中脘 100 次，按揉足三里 200 次，捏脊 5 遍。

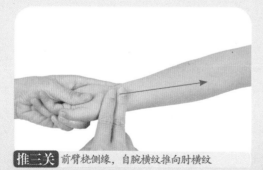

推三关 前臂桡侧缘，自腕横纹推向肘横纹

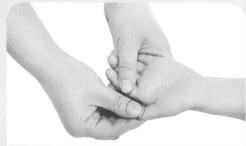

补脾经 拇指末节螺纹面，用拇指指面旋推

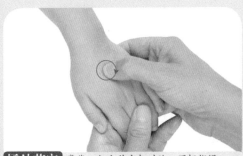

揉外劳宫 掌背，与内劳宫相对处，用拇指揉

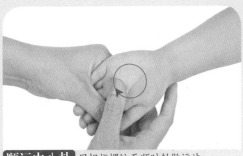

顺运内八卦 用拇指螺纹面顺时针做运法

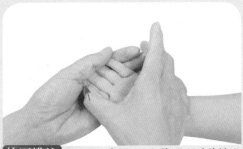

掐四横纹 依次掐揉食指至小指第1指间关节横纹

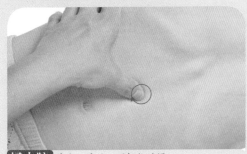

揉中脘 脐上4寸处，用拇指端揉

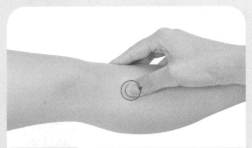

按揉足三里 外膝眼下3寸，胫骨外一横指，按揉

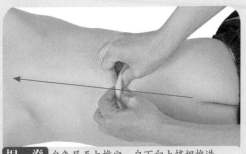

捏　脊 自龟尾至大椎穴，自下向上挤捏推进

【加减】 若五心烦热，盗汗，舌红光剥，阴液不足者，宜去推三关、揉外劳宫，加补肾经 300 次、掐肾顶 200 次、揉二人上马 300 次、揉内劳宫 50 次。

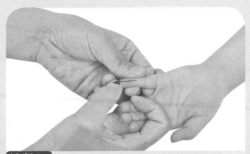

补肾经 小指末节螺纹面，自指间关节向指尖推

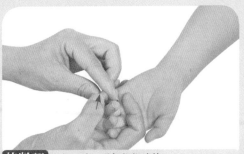

掐肾顶 小指顶端，用拇指指端掐

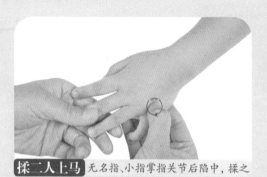

揉二人上马 无名指、小指掌指关节后陷中，揉之　　**揉内劳宫** 握拳屈指时中指尖处，用拇指端揉

【加减】　便溏加补大肠 100 次、推上七节骨 100 次；

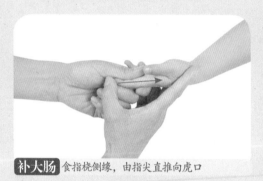

补大肠 食指桡侧缘，由指尖直推向虎口　　　**推上七节骨** 第 4 腰椎至尾椎骨端，自下向上直推

【加减】　便秘加清大肠 100 次、推下七节骨 100 次。

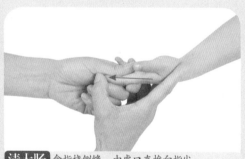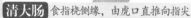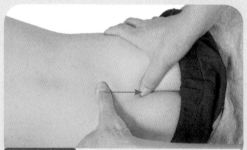

清大肠 食指桡侧缘，由虎口直推向指尖　　　**推下七节骨** 第 4 腰椎至尾椎骨端，自上向下直推

方义

补脾经、按揉足三里、推三关、揉中脘温中健脾，增强脾胃消化功能而补益气血；顺运内八卦、揉外劳宫温阳助运，理气调中；四横纹是治疗疳积的要穴；捏脊具有强健脾胃的功能。

◎乳食积滞

【临床表现】　形体消瘦,腹胀嗳酸,食欲不振,精神萎靡,夜卧不安,大便臭秽不调,尿如米泔,舌苔厚腻,指纹紫滞,脉弦滑。

【治则】　健脾和胃,消积导滞。

【处方】　补脾经 300 次,推四横纹 300 次,揉板门 100 次,顺运内八卦 100 次,分推腹阴阳 150 次,揉中脘 200 次,揉天枢 50 次,按揉足三里、三阴交各 200 次。

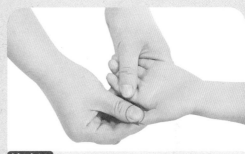

补脾经 拇指末节螺纹面,用拇指指面旋推

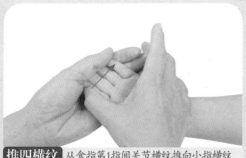

推四横纹 从食指第1指间关节横纹推向小指横纹

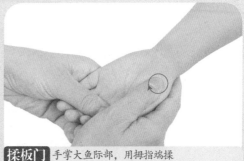

揉板门 手掌大鱼际部,用拇指端揉

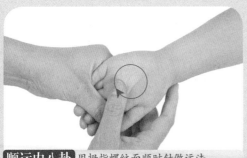

顺运内八卦 用拇指螺纹面顺时针做运法

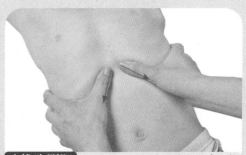

分推腹阴阳 用两拇指沿肋弓角边缘向两旁分推

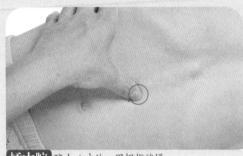

揉中脘 脐上4寸处，用拇指端揉

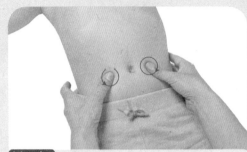

揉天枢 脐旁2寸，左右各一，用拇指揉

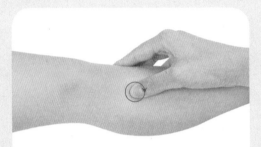

按揉足三里 外膝眼下3寸，胫骨外一横指，按揉

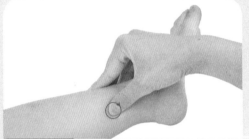

按揉三阴交 内踝高点直上3寸，用拇指按揉

> **方义**
>
> 　　揉板门、揉中脘、分推腹阴阳、揉天枢消食导滞，疏调肠胃而消除中焦积滞；推四横纹、顺运内八卦行气和中，调气血，除胀满；补脾经、按揉足三里以健脾和胃，消食和中，强健后天之本；按揉三阴交补肝脾肾三脏之阴。

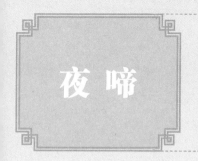

夜　啼

婴儿白天能安静入睡,入夜则啼哭不安,间歇发作或持续不止,或每夜定时啼哭,甚则通宵达旦,称为夜啼。本病多见于半岁以内的婴幼儿,新生儿更为多见。需要注意的是,新生儿及婴儿常以啼哭表达要求或痛苦,饥饿、惊恐、尿布潮湿、衣被过冷或过热等均可引起啼哭。此时若喂以乳食、更换潮湿尿布、调整衣被,啼哭可很快停止,则不属于夜啼症。

【病因病机】

1. 脾脏虚寒:脾寒腹痛是导致夜啼的常见原因。婴儿素体虚弱,脾常不足,或喂食不当,过食生冷,脾寒内生;或因护理不当,腹部中寒,以致寒邪内侵,寒性收引,凝滞气机,导致腹部拘挛,经脉失养,不通则痛,故发生夜啼。由于夜间属阴,而脾为至阴,阴盛则脾寒加重,故白天能安静入睡,而夜间因疼痛而啼哭不安。

2. 心经积热:乳母孕期食辛辣肥腻厚味之品,湿热内郁化火,以致胎中受热,结于心脾;或邪热乘于心,心火过旺,扰动神明;或肝胆热盛,内热烦躁,不得安寐而啼哭。由于心火过亢,火旺伤阴,导致阴不能潜阳,故夜间不能入睡而啼哭不宁。彻夜啼哭之后,阳气耗损,白天正气虚弱故而入寐。

3. 乳食积滞:婴儿乳食不节,内伤脾胃,运化功能失司,不消化的食物积滞中焦而胃不和,心与胃密切相关,胃火扰心,胃不和则卧不安,因而入夜啼哭。

4. 惊骇恐惧:小儿神气不足,易受惊吓,心主惊而藏神。若见异常之物,或闻特异声响,而致惊恐,致使心神不宁,神志不安,夜晚惊惕易醒,常因受惊吓而啼哭。

总之,寒则痛而啼,热则烦而啼,食滞胃脘则胃不和而卧不安,惊则神不安而啼,故寒、热、食积、惊为本病四大病因病机。

◎脾脏虚寒

【临床表现】　夜间啼哭,声音低弱,睡喜蜷曲,腹部喜温喜按,得热则舒,四肢不温,食少便溏,小便清长,口唇淡白,面色青白相间,舌质淡红,舌苔白,脉沉细无力,指纹淡红。

【治则】　温中健脾,散寒止痛。

【处方】 补脾经300次,推三关300次,揉外劳宫100次,揉一窝风200次,揉中脘300次,摩腹5分钟。

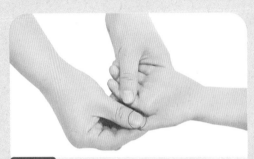

补脾经 拇指末节螺纹面,用拇指指面旋推

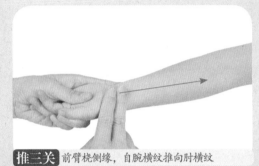

推三关 前臂桡侧缘,自腕横纹推向肘横纹

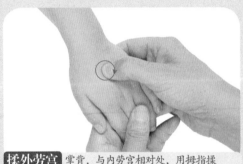

揉外劳宫 掌背,与内劳宫相对处,用拇指揉

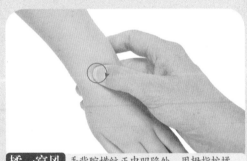

揉一窝风 手背腕横纹正中凹陷处,用拇指按揉

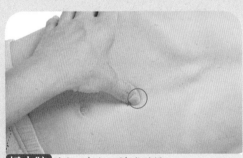

揉中脘 脐上4寸处,用拇指端揉

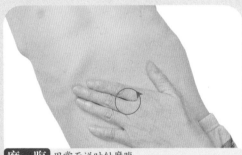

摩 腹 用掌面逆时针摩腹

方义

　　补脾经、摩腹、揉中脘温中、散寒、健脾;推三关以温通周身阳气而治疗中焦虚寒;揉外劳宫温补阳气,散寒,配合揉一窝风行气、温中,通络止痛。

◎心经积热

【临床表现】 夜间啼哭,哭声粗壮,见灯火则啼哭愈甚,哭时面赤唇红,烦躁不安,身热多汗,小便短赤,大便秘结,舌边尖红,舌苔薄,脉数有力,指纹青紫。

【治则】 清心降火。

【处方】 清心经 300 次,清肝经 100 次,清小肠 300 次,清天河水 300 次,揉内劳宫 200 次。

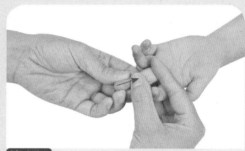

清心经 中指末节螺纹面,自指端向指根推

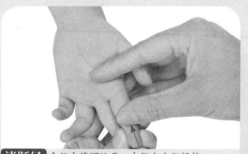

清肝经 食指末节螺纹面,自指尖向指根推

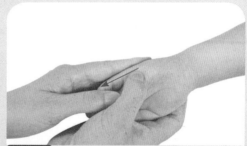

清小肠 小指尺侧缘,由指根推向指尖

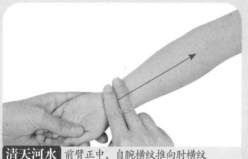

清天河水 前臂正中,自腕横纹推向肘横纹

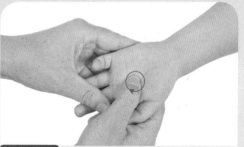

揉内劳宫 握拳屈指时中指尖处,用拇指端揉

方义

清心经、清肝经、清天河水以清热退火;心与小肠相表里,清小肠可以使心火从下焦而泻;揉内劳宫以清心经热。

139

◎乳食积滞

【临床表现】 夜间啼哭,腹痛胀满,疼痛拒按,吞酸嗳腐,呕吐乳块,大便秘结或酸臭,舌苔厚腻,脉弦滑,指纹紫滞。

【治则】 消食导滞。

【处方】 补脾经 300 次,清大肠 300 次,揉中脘、揉天枢、按揉足三里各 200 次,推下七节骨 200 次,揉脐、摩腹各 5 分钟。

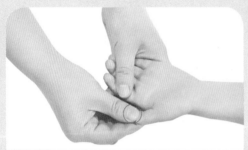

补脾经 拇指末节螺纹面,用拇指指面旋推

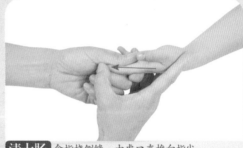

清大肠 食指桡侧缘,由虎口直推向指尖

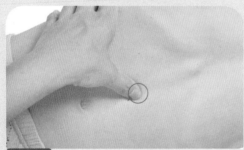

揉中脘 脐上 4 寸处,用拇指端揉

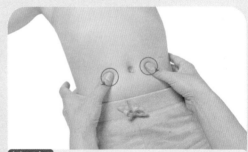

揉天枢 脐旁 2 寸,左右各一,用拇指揉

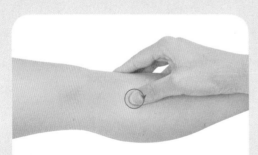

按揉足三里 外膝眼下 3 寸,胫骨外一横指,按揉

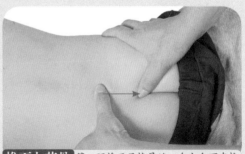

推下七节骨 第 4 腰椎至尾椎骨端,自上向下直推

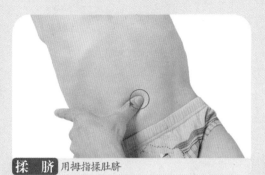

揉 脐 用拇指揉肚脐

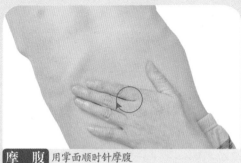

摩 腹 用掌面顺时针摩腹

方义

补脾经配合摩腹、揉中脘、揉天枢、按揉足三里、揉脐以健脾和胃,增强脾胃消化功能而消食导滞;清大肠、推下七节骨以清泻肠道积滞,泻热通便。

◎惊骇恐惧

【临床表现】 夜间突然惊醒而啼哭,心神不宁,惊惕不安,呈恐惧状,紧偎母怀,面唇青紫,舌象、脉象多无异常变化。

【治则】 镇惊安神。

【处方】 开天门300次,清心经、清肝经各300次,揉小天心100次,掐五指节50次,揉百会200次。

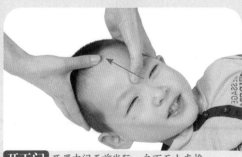

开天门 两眉中间至前发际,自下而上直推

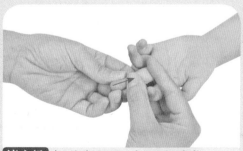

清心经 中指末节螺纹面,自指端向指根推

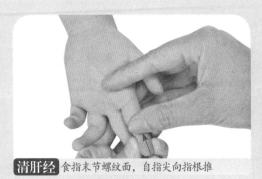

清肝经 食指末节螺纹面，自指尖向指根推

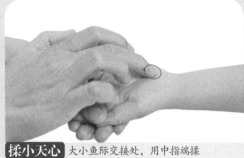

揉小天心 大小鱼际交接处，用中指端揉

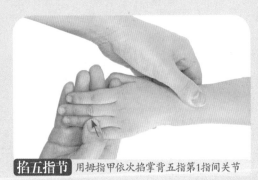

掐五指节 用拇指甲依次掐掌背五指第1指间关节

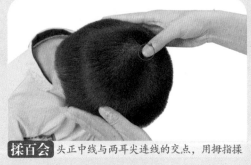

揉百会 头正中线与两耳尖连线的交点，用拇指揉

方义 开天门、清肝经、清心经、揉小天心以镇惊除烦；揉五指节、揉百会以安神。

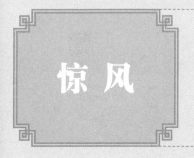

惊风，又称抽风，是小儿常见的病症，可由多种疾病引起。发作时以颈项强直、四肢抽搐、两目上视和神志昏迷为特征，多见于5岁以下小儿，年龄越小，发病率越高，病情变化越迅速。其病势急骤、凶险，往往危及小儿生命，是儿科的危重急症。小儿推拿对本病有较好的急救作用，但应根据患儿的具体情况，积极加入西医治疗，以确保生命安全。

【病因病机】

小儿脏腑娇嫩，形气未充，气血不足，神明娇弱，易受影响，故多种原因均可引起惊风。临床分为急惊风和慢惊风两种。

1. 急惊风：由于外感风温时邪，邪气入里化热生风，肝风内动，热邪随肝风上扰神明之府，蒙蔽清窍而发病；或突然遭受惊恐，扰动神明，精神失守而发病；或饮食不节，损伤脾胃，脾胃消化功能受阻，导致湿浊内生，痰积郁久化热，引动肝风而致病。

2. 慢惊风：因急惊风失治，或突受惊吓，或久痢久泻，或大病之后导致正气亏虚，津血耗伤，筋脉失养而致病。

◎急惊风

【临床表现】（1）高热惊风：先是高热，烦躁不安，面红，口唇红赤，呼吸急促甚至鼻翼扇动，口渴欲饮冷水，继而颈项强直，四肢抽搐，牙关紧闭，两目上视，神志昏迷，舌红绛，舌苔黄燥，脉数，指纹青紫。

（2）暴受惊恐：神情紧张，惊恐不安，面色时青时白，手足抽搐，时有啼哭，睡觉时易被惊醒，大便色青，舌淡，舌苔白，脉多散乱、常常节律不齐，指纹青滞。

（3）乳食积滞：先出现脘腹胀满疼痛、食欲不振、呕吐、便秘等脾胃系统症状，继而身体发热，目光呆滞，随即出现惊厥昏迷，呼吸气粗，舌黄苔厚腻，脉弦滑或滑数。

【治则】 醒脑开窍，镇惊安神。

【基本治法】 1. 开窍：

掐人中 5 次，掐端正 5 次，掐老龙 5 次，掐十宣 5 次，清肝经 300 次，退六腑 300 次，掐五指节 50 次。

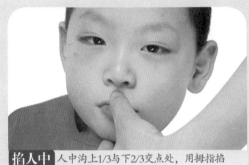

掐人中 人中沟上1/3与下2/3交点处，用拇指掐

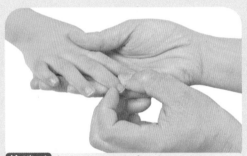

掐端正 中指两侧，指甲根旁0.1寸处，对掐

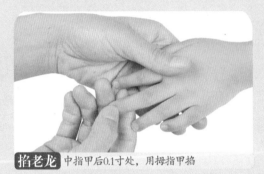

掐老龙 中指甲后0.1寸处，用拇指甲掐

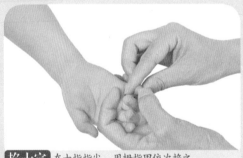

掐十宣 在十指指尖，用拇指甲依次掐之

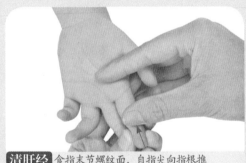

清肝经 食指末节螺纹面，自指尖向指根推

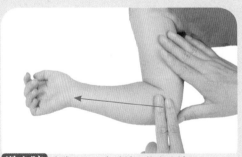

退六腑 前臂尺侧，自肘横纹推向腕横纹

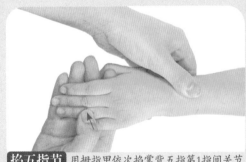

掐五指节 用拇指甲依次掐掌背五指第1指间关节

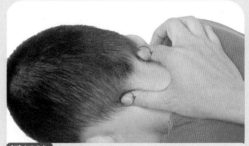

揉风池 在枕骨粗隆直下凹陷处，按揉

2. 解除肌肉抽搐痉挛：

揉风池 30 次，掐揉曲池 50 次，拿肩井 10 次，拿委中 5 次，拿承山 5 次。

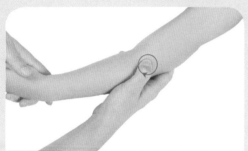

掐揉曲池 在肘横纹桡侧端凹陷处，用拇指掐揉

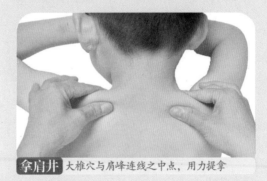

拿肩井 大椎穴与肩峰连线之中点，用力提拿

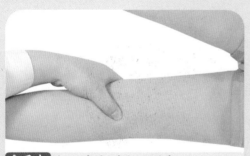

拿委中 膝后腘窝横纹中点，用力拿

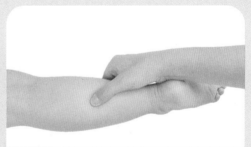

拿承山 腓肠肌交界之尖端，人字形凹陷处，拿之

方义

掐人中、十宣、端正、老龙等醒脑开窍，平息内风；清肝经、退六腑、掐五指节可清热息风，镇惊安神；揉风池、掐揉曲池、拿委中、拿承山、拿肩井等镇惊止痉，解除肌肉痉挛抽搐。

◎慢惊风

【临床表现】 面色苍白,形体消瘦,精神萎靡,食欲不振,便溏,两手握拳,抽搐无力,时作时止。或在沉睡之中突发痉挛,舌淡,舌苔薄,脉沉细无力。

【治则】 培补元气,息风止搐。急性发作时可按急惊风处理。

【处方】 清肝经300次,补脾经300次,补肾经300次,揉百会100次,揉小天心100次,掐五指节30次,揉中脘、按揉足三里各150次,摩腹5分钟,掐揉曲池100次,拿委中5次,捏脊6遍。

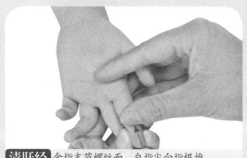

清肝经 食指末节螺纹面,自指尖向指根推

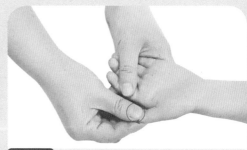

补脾经 拇指末节螺纹面,用拇指指面旋推

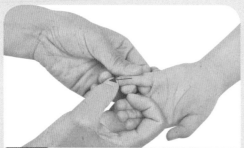

补肾经 小指末节螺纹面,自指间关节向指尖推

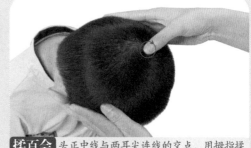

揉百会 头正中线与两耳尖连线的交点,用拇指揉

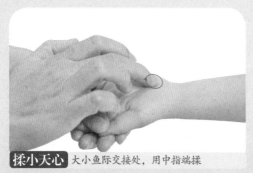

揉小天心 大小鱼际交接处,用中指端揉

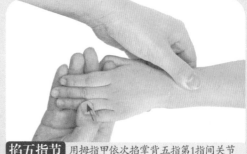

掐五指节 用拇指甲依次掐掌背五指第1指间关节

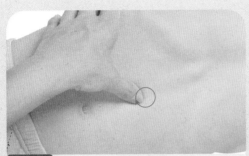

揉中脘 脐上4寸处，用拇指端揉

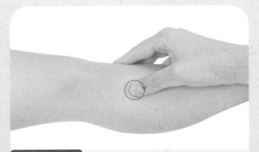

按揉足三里 外膝眼下3寸，胫骨外一横指，按揉

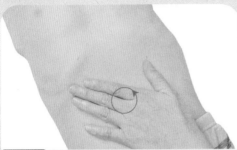

摩 腹 用掌面逆时针摩腹

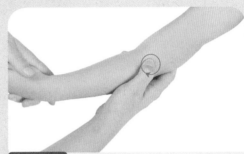

掐揉曲池 在肘横纹桡侧端凹陷处，用拇指掐揉

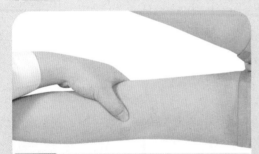

拿委中 膝后腘窝横纹中点，用力拿

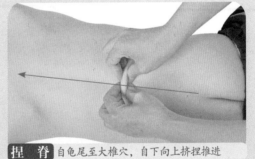

捏 脊 自龟尾至大椎穴，自下向上挤捏推进

方义 　补脾经、补肾经、揉中脘、摩腹、按揉足三里、捏脊健脾和胃，培补元气，增强机体的抵抗力；清肝经、揉百会、掐五指节、揉小天心清热开窍醒神，息风镇惊；掐揉曲池、拿委中除痉挛、止抽搐。

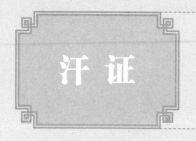

汗 证

汗证是指小儿在安静状态下全身或局部出汗过多,甚则大汗淋漓。多发生于5岁以下小儿。小儿汗证,多属西医学自主神经功能紊乱,小儿汗出过多,易于着凉而感冒。若因天气炎热,或衣被过厚,或剧烈运动导致单纯汗出过多,不属病态。

【病因病机】

小儿汗证的发生,分为虚实两方面:小儿脏腑娇嫩,元气未充,若加上先天禀赋不足,或后天脾胃失调,肺气虚弱,肺主皮毛,脾主肌肉,肺脾气虚,表虚不固,故汗出不止。或平素饮食肥甘厚腻或过食辛辣之物,可致湿热内生,蕴阻脾胃,湿热郁蒸,逼迫津液外泄而致汗证。小儿汗证有自汗、盗汗之分。睡中出汗,醒时汗止者,称盗汗;白日无故汗出者,称自汗。盗汗多为阴虚,自汗多为阳虚。

◎气虚不摄

（自汗）

【临床表现】 以自汗为主,活动后出汗加重,出汗部位主要在身体的上部,以头部、肩背部汗出明显,神疲乏力,少气懒言,面色无华,患儿抵抗力弱,平时易患感冒。舌淡,舌苔薄,脉细。

【治则】 益气固涩止汗。

【处方】 补肺经300次,补脾经300次,补肾经300次,掐肾顶300次,按揉足三里、关元、气海各200次。

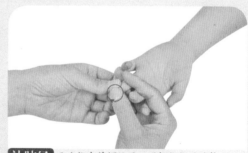

补肺经 无名指末节螺纹面,用拇指指面旋推

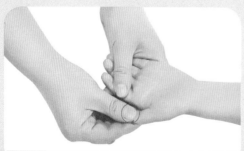

补脾经 拇指末节螺纹面,用拇指指面旋推

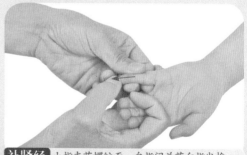

补肾经 小指末节螺纹面,自指间关节向指尖推

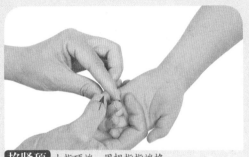

掐肾顶 小指顶端，用拇指指端掐

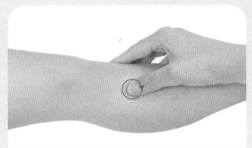

按揉足三里 外膝眼下3寸，胫骨外一横指，按揉

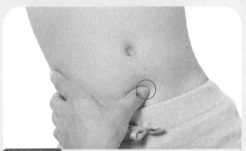

按揉关元 脐下3寸，用拇指按揉

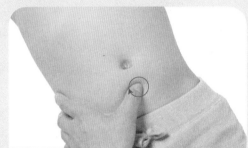

按揉气海 脐下1.5寸，用拇指按揉

◎湿热迫蒸
（盗汗）

【临床表现】 出汗以头部或四肢为多，汗出肌肤发热，汗渍色黄，口渴但不欲饮水，小便色黄，舌红，舌苔黄腻，脉滑数。

【治则】 益气养阴，清热止汗。

【处方】 补肺经200次，补肾经200次，揉二人上马200次，清天河水300次，按揉三阴交200次。

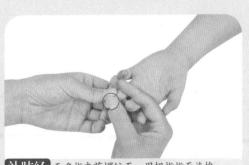

补肺经 无名指末节螺纹面，用拇指指面旋推

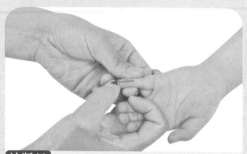

补肾经 小指末节螺纹面，自指间关节向指尖推

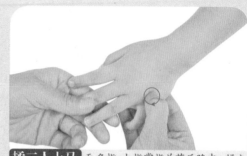

揉二人上马 无名指、小指掌指关节后陷中，揉之

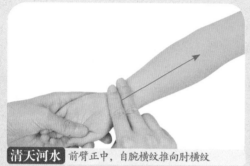

清天河水 前臂正中，自腕横纹推向肘横纹

按揉三阴交 内踝高点直上3寸，用拇指按揉

方义 补肾经、补脾经、补肺经补益全身之气；掐肾顶补元气而固涩；揉二人上马、按揉三阴交配清天河水滋阴清热；按揉足三里、关元、气海加强补气作用。

遗 尿

遗尿是指 3 岁以上的小儿不能自主控制排尿,在睡眠中小便自遗,醒后方觉,并反复发作的一种病症。本病多见于 3~12 岁的小儿,多由肾气不足,下焦元气虚冷,或大病久病后身体虚弱,肺脾气虚不摄所致。发病率男孩高于女孩,年龄较大儿童会产生羞涩自卑、精神紧张等心理变化。婴幼儿时期,由于形体发育未全,排尿的自控能力尚未形成,夜间遗尿不属于病态。

【病因病机】

遗尿的发病病位在膀胱,主要是膀胱失于约束,与肺、脾、肾功能失调及三焦气化失司有密切关系,其中肾与遗尿关系更为密切。其主要病因为脾肺气虚、肾气不固、肝经湿热。

1. 下元虚寒,温化失职:多由先天禀赋不足而导致,如早产、胎怯等,使患儿元气不足,肾阳虚弱,下焦虚冷,肾中元阳不足则不能温养膀胱,膀胱失于温养,则其气化功能失调,导致关门不固,不能制约尿液而发生遗尿。

2. 脾肺气虚:由于各种疾病引起的脾肺虚损,肺气虚则通调水道的功能受阻,三焦气化失司;脾气虚则运化无力、中气下陷,两者共同导致膀胱失约,津液不得闭藏,而成遗尿。此外,脾虚痰浊内蕴,困蒙心神,亦可使小儿夜间昏沉嗜睡不醒而遗尿。

3. 肝经湿热:湿热之邪,郁于肝经,使肝的疏泄功能失常,影响三焦的气化功能,且肝之经络环阴器,会对排尿有直接影响;湿热之邪下注膀胱,膀胱不能闭藏水液而发生遗尿。

◎肾气不足

【临床表现】 睡中遗尿,小便清长而频数,面色苍白,神疲乏力,四肢不温,喜暖畏寒,腰腿酸软,或伴有发育不良、智力较差。舌淡,舌苔薄白,脉沉细无力。

【治则】 温补肾阳,固涩小便。

【处方】 补肾经300次,推三关300次,揉外劳宫、外关、百会各100次,按揉关元100次,揉肾俞200次,擦腰骶50次,按揉三阴交100次。

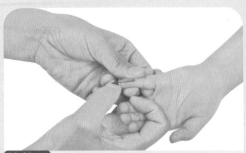

补肾经 小指末节螺纹面,自指间关节向指尖推

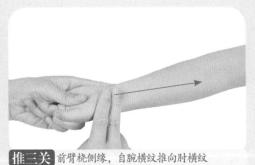

推三关 前臂桡侧缘,自腕横纹推向肘横纹

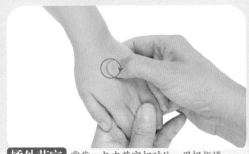

揉外劳宫 掌背,与内劳宫相对处,用拇指揉

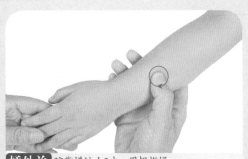
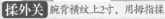

揉外关 腕背横纹上2寸,用拇指揉

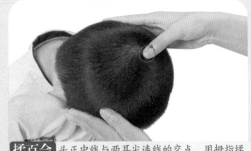

揉百会 头正中线与两耳尖连线的交点,用拇指揉

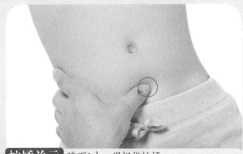

按揉关元 脐下3寸,用拇指按揉

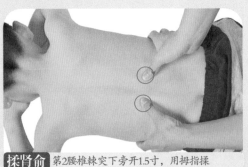

揉肾俞 第2腰椎棘突下旁开1.5寸,用拇指揉

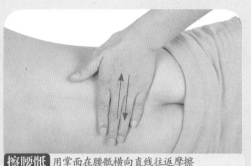

擦腰骶 用掌面在腰骶横向直线往返摩擦

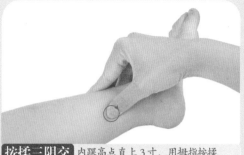

按揉三阴交 内踝高点直上3寸，用拇指按揉

【加减】　大便溏者加补大肠100次、揉脾俞100次。

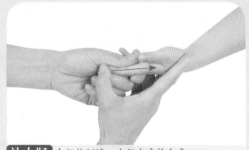

补大肠 食指桡侧缘，由指尖直推向虎口

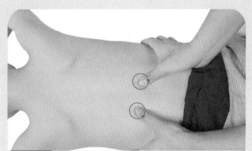

揉脾俞 第11胸椎棘突下旁开1.5寸，用拇指揉

方义　补肾经、揉肾俞、揉关元、擦腰骶以温补肾阳，壮命门之火，固涩下焦元气；揉百会、推三关、揉外劳宫温阳升提；按揉三阴交、揉外关以通调水道。

◎肺脾气虚

【临床表现】　睡中遗尿，白天常常尿频，频繁感冒，常发生咳嗽痰喘。面色少华，神疲乏力，气短自汗或盗汗，四肢无力，形体消瘦，食欲不佳，大便溏薄，舌淡，舌苔薄白，脉弱无力。

【治则】　益气固涩。

【处方】　补脾经300次，补肺经300次，揉外劳宫200次，揉百会100次，揉肺俞、脾俞各200次，按揉足三里、三阴交各100次。

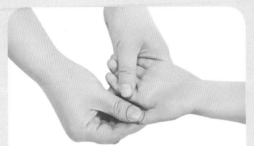

补脾经 拇指末节螺纹面，用拇指指面旋推

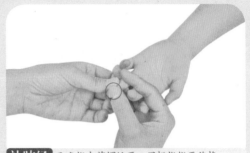

补肺经 无名指末节螺纹面，用拇指指面旋推

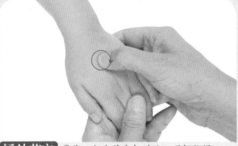

揉外劳宫 掌背，与内劳宫相对处，用拇指揉

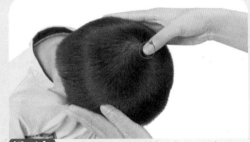

揉百会 头正中线与两耳尖连线的交点，用拇指揉

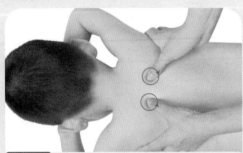

揉肺俞 第3胸椎棘突下旁开1.5寸，用拇指揉

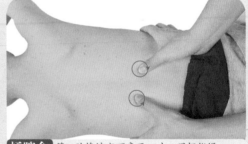

揉脾俞 第11胸椎棘突下旁开1.5寸，用拇指揉

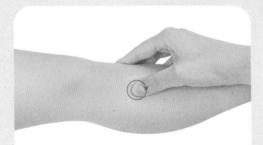

按揉足三里 外膝眼下3寸，胫骨外一横指，按揉

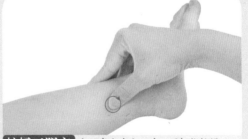

按揉三阴交 内踝高点直上3寸，用拇指按揉

方义 补脾经、补肺经、揉肺俞、揉脾俞、按揉足三里以补脾肺之气；揉百会、揉外劳宫温阳升提；揉按三阴交以恢复气化功能，使水液正常运行代谢。

◎肝经湿热

【临床表现】 睡中遗尿,小便量少色黄,性情急躁,面赤唇红,夜间磨牙,手足心热,口渴喜饮水,舌红,舌苔黄,脉弦数。

【治则】 清肝泻热。

【处方】 清肝经 100 次,清心经 300 次,补脾经 300 次,补肾经 300 次,揉二人上马 300 次,按揉三阴交、揉涌泉各 100 次。

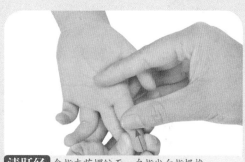

清肝经 食指末节螺纹面,自指尖向指根推

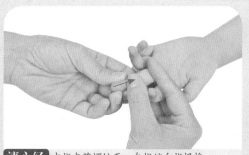

清心经 中指末节螺纹面,自指端向指根推

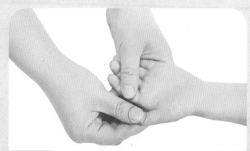

补脾经 拇指末节螺纹面,用拇指指面旋推

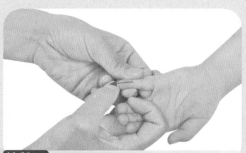

补肾经 小指末节螺纹面,自指间关节向指尖推

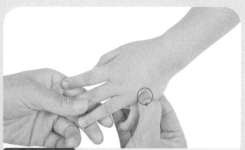

揉二人上马 无名指、小指掌指关节后陷中,揉之

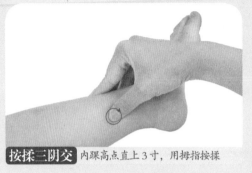

按揉三阴交 内踝高点直上3寸，用拇指按揉

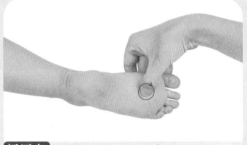

揉涌泉 屈足蜷趾时足心最凹陷中，用拇指揉

【加减】 食欲不振者加顺运内八卦50次；自汗出者加揉肾俞100次。

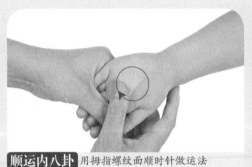

顺运内八卦 用拇指螺纹面顺时针做运法

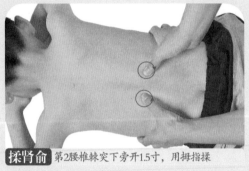

揉肾俞 第2腰椎棘突下旁开1.5寸，用拇指揉

方义 清肝经、清心经以清心除烦，清利湿热；揉二人上马、按揉三阴交、揉涌泉以滋补肝肾之阴而抑制湿热，引热下行；补脾经、补肾经以扶助正气。

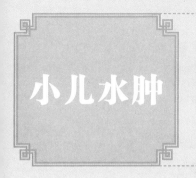

小儿水肿

小儿水肿是指体内水液潴留,泛溢肌肤,引起面目、四肢甚至全身浮肿的一种常见病症。本病好发于2~7岁的儿童,见于西医学急性肾小球肾炎、肾病综合征等。阳水见于西医学急性肾小球肾炎,发病较急,若治疗及时,调护得当,易于康复,预后一般良好;阴水常见于肾病综合征,起病缓慢,病程较长,容易反复发作,迁延难愈。

【病因病机】

本病的发生,外因为感受风邪、水湿或疮毒入侵,内因主要是肺、脾、肾三脏功能失调。

1. 风水相搏:小儿肺脏娇弱,肺气不充。风邪常兼夹热、寒、湿邪,从口鼻或皮毛侵犯肺经,使肺失宣降,通调水道的功能受阻,使得水液不能下输膀胱,则流溢肌肤,发为水肿。

2. 湿热内侵:外部的风湿热毒入里伤及肺脾,或是脾虚有湿,体内有郁热,湿热互结,导致肺脾功能失调,不能运化水湿,水湿内停,泛溢肌肤,引起水肿。

3. 肺脾气虚:小儿有肺常不足、脾常不足的生理病理特点。若加之素体虚弱,肺脾之气不足,或是久病耗气,导致气虚不能通调水道,水湿留滞体内,气虚不摄,水不归经而横溢肌肤,产生水肿。

4. 脾肾阳虚:肾与膀胱互为表里,为水之下源,主温煦和蒸化水液。若小儿素体不足,肾阳虚弱,命门火衰,不能温化水湿从膀胱而去,或水湿内侵,影响脾阳运化,均会导致阳虚不能化水湿而停溢肌肤。

◎风水相搏

【临床表现】 水肿从身体上部开始,往往从眼睑开始,继而四肢,甚则全身浮肿,来势迅速,颜面水肿为甚,皮肤光亮,按之凹陷即起,尿量减少,伴发热恶风、咳嗽、咽痛、肢体酸痛、舌苔薄白、脉浮等风邪袭表的症状。

【治则】 疏风利水。

【处方】 补肺经 300 次,开天门 50 次,推坎宫 50 次,清大肠 100 次,揉风池、肺俞各 200 次,掐揉合谷、外关各 200 次。

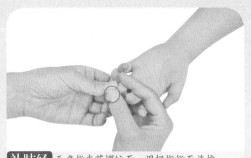
补肺经 无名指末节螺纹面,用拇指指面旋推

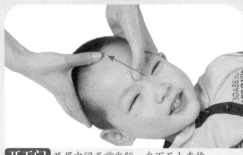
开天门 两眉中间至前发际,自下而上直推

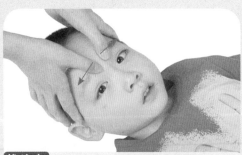
推坎宫 两拇指自眉心向两侧眉梢做分推

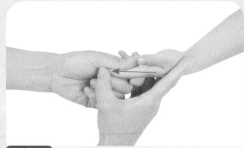
清大肠 食指桡侧缘,由虎口直推向指尖

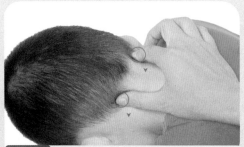
揉风池 在枕骨粗隆直下凹陷处,按揉

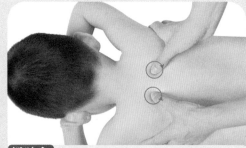
揉肺俞 第3胸椎棘突下旁开1.5寸,用拇指揉

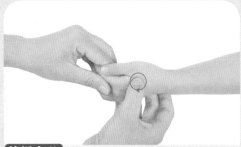
掐揉合谷 近第2掌骨中点的桡侧,用拇指甲掐揉

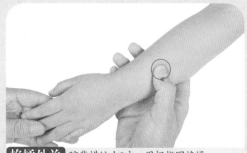
掐揉外关 腕背横纹上2寸,用拇指甲掐揉

方义　补肺经、揉肺俞、揉风池、掐揉外关、掐揉合谷,配合开天门、推坎宫疏散风邪、宣通肺气,治疗风水相搏引起的上部水肿为甚者;肺与大肠相表里,清大肠以泻肺中之邪气。

◎湿热内侵

【临床表现】　常先有脓疱疮、丹毒等,随后引起水肿的发生。全身水肿,烦热口渴,大便干结,小便色黄赤,量少,舌红,舌苔黄腻,脉滑数。

【治则】　清热解毒利湿。

【处方】　清天河水300次,退六腑300次,补脾经300次,按揉阴陵泉、三阴交200次。

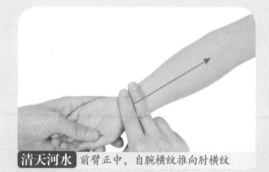

清天河水 前臂正中,自腕横纹推向肘横纹

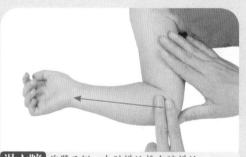

退六腑 前臂尺侧,自肘横纹推向腕横纹

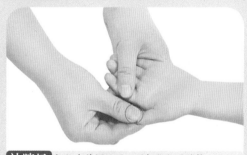

补脾经 拇指末节螺纹面,用拇指指面旋推

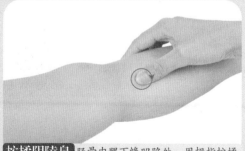

按揉阴陵泉 胫骨内髁下缘凹陷处,用拇指按揉

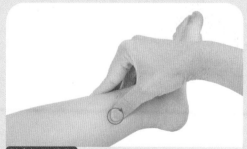

按揉三阴交 内踝高点直上3寸,用拇指按揉

方义 清天河水、退六腑清热解毒；补脾经配合按揉阴陵泉、三阴交健脾化湿而清利湿热。

◎肺脾气虚

【临床表现】 浮肿不甚，或仅见面目浮肿，面色少华，神疲乏力，易感冒，少气懒言，动则汗出，食欲不振，便溏，小便少，舌淡，舌苔薄白，脉缓细弱。

【治则】 补脾益肺，利水渗湿。

【处方】 补肺经300次，补脾经300次，揉肺俞、脾俞各200次，按揉阴陵泉、三阴交各200次。

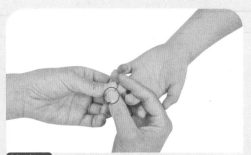

补肺经 无名指末节螺纹面，用拇指指面旋推

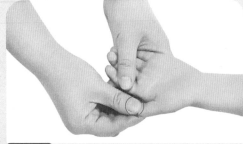

补脾经 拇指末节螺纹面，用拇指指面旋推

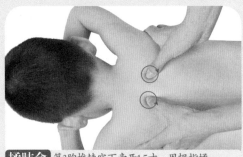

揉肺俞 第3胸椎棘突下旁开1.5寸，用拇指揉

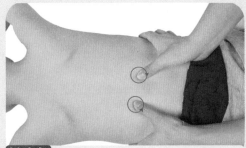

揉脾俞 第11胸椎棘突下旁开1.5寸，用拇指揉

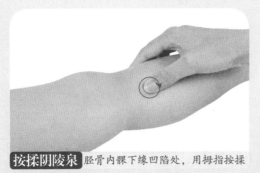

按揉阴陵泉 胫骨内髁下缘凹陷处，用拇指按揉

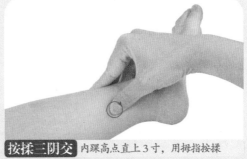

按揉三阴交 内踝高点直上3寸，用拇指按揉

方义 补肺经、补脾经、揉肺俞、揉脾俞补益肺脾，按揉阴陵泉、三阴交健脾利湿。

◎脾肾阳虚

【临床表现】　全身浮肿，以腰部以下及四肢为甚，按之凹陷难起，畏寒，四肢发冷，面色苍白，神倦乏力，小便少，大便溏或完谷不化，舌淡胖，舌苔白滑，脉沉细。

【治则】　温肾健脾，化气利水。

【处方】　补脾经300次，补肾经300次，推三关300次，揉脾俞、肾俞各200次。

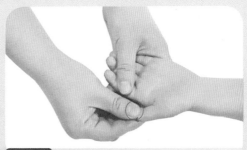

补脾经 拇指末节螺纹面，用拇指指面旋推

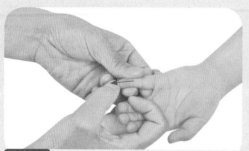

补肾经 小指末节螺纹面，自指间关节向指尖推

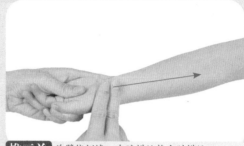

推三关 前臂桡侧缘，自腕横纹推向肘横纹

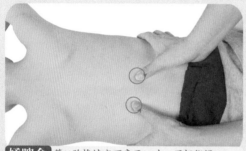

揉脾俞 第11胸椎棘突下旁开1.5寸，用拇指揉

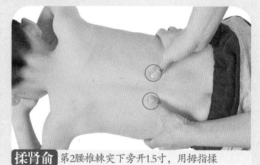

揉肾俞 第2腰椎棘突下旁开1.5寸，用拇指揉

方义 推三关温阳散寒补气；补脾经、补肾经、揉脾俞、揉肾俞温补脾肾阳气而化气利水。

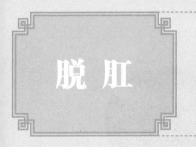

脱 肛

脱肛是指肛管直肠向外翻出,而脱出于肛门之外,又称肛门脱垂,多见于3岁以下儿童。轻者肿物可自行还纳,重者需用手还纳,甚至咳嗽、喷嚏等增加腹压时也可脱出。根据脱垂程度可分为直肠部分脱垂和直肠完全脱垂两种。

【病因病机】

小儿直肠肌肉发育未健全,固定力较差;肛提肌及盆底筋膜发育不全或萎缩,不能支持直肠于正常位置;或是骶骨弯曲度较正常浅,直肠呈垂直状,当腹内压增高时直肠失去骶骨的支持,易于脱垂。长期腹内压增加,如长期便秘、慢性腹泻、咳嗽、剧烈哭闹等因素,均可致直肠脱垂。中医理论认为,小儿体弱气虚,肺脾之气亏虚,或久病之后中气不足,气虚下陷不能升提而致脱肛;或是湿热阻滞肠腑,导致气机阻滞,排便困难,致直肠脱出。

◎气虚脱肛

【临床表现】 大便时直肠脱出,不肿不痛,便后可以自行回纳,若脱肛日久,则难以自行回纳,脱出的直肠色淡红,伴有少量黏液。患儿神疲乏力,短气懒言,甚至动则气喘,面色萎黄,形体消瘦,食欲不振,自汗。舌淡苔白,脉弱无力,指纹色红。

【治则】 益气固涩,升提固脱。

【处方】 补脾经300次,补大肠300次,揉百会200次,推上七节骨100次,按揉关元、气海各200次,揉肾俞、脾俞、龟尾各200次。

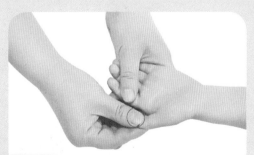

补脾经 拇指末节螺纹面,用拇指指面旋推

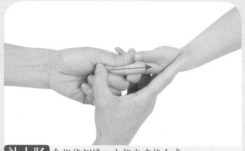

补大肠 食指桡侧缘，由指尖直推向虎口

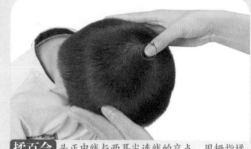

揉百会 头正中线与两耳尖连线的交点，用拇指揉

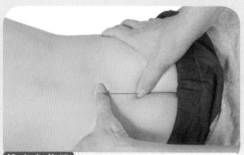

推上七节骨 第4腰椎至尾椎骨端，自下向上直推

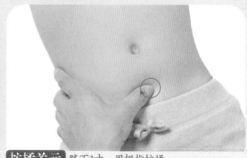

按揉关元 脐下3寸，用拇指按揉

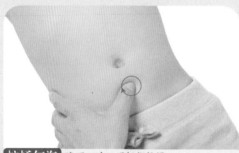

按揉气海 脐下1.5寸，用拇指按揉

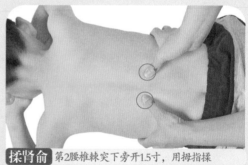

揉肾俞 第2腰椎棘突下旁开1.5寸，用拇指揉

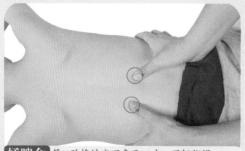

揉脾俞 第11胸椎棘突下旁开1.5寸，用拇指揉

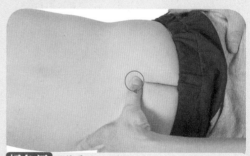

揉龟尾 尾椎骨端，用拇指揉

方义　补脾经,补大肠,揉百会,按揉关元、按揉气海、揉肾俞、揉脾俞补益中气,升提下陷的中气而上提脱出的直肠;推上七节骨、揉龟尾可固涩肠腑。

◎湿热脱肛

【临床表现】　肛门脱出难以自行回纳,脱出直肠颜色鲜红,肛门周围红肿热痛,小儿烦躁不安,口渴多饮水,常伴小便短赤,大便干结。舌红苔黄腻,脉数,指纹紫。

【治则】　清热化湿,固涩肠腑。

【处方】　清胃经 300 次,清大肠 300 次,退六腑 300 次,揉百会、揉龟尾、按揉阴陵泉、按揉三阴交各 100 次。

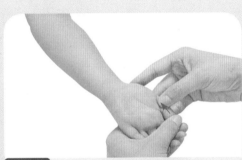

清胃经 自拇指指间关节横纹推向指根

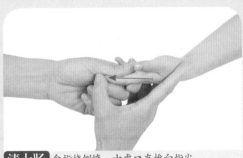

清大肠 食指桡侧缘,由虎口直推向指尖

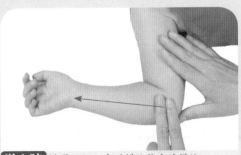

退六腑 前臂尺侧,自肘横纹推向腕横纹

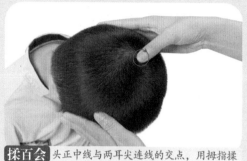

揉百会 头正中线与两耳尖连线的交点，用拇指揉

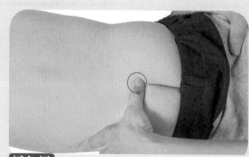

揉龟尾 尾椎骨端，用拇指揉

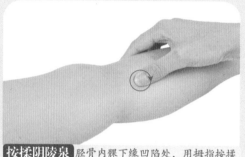

按揉阴陵泉 胫骨内髁下缘凹陷处，用拇指按揉

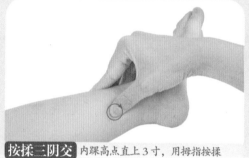

按揉三阴交 内踝高点直上3寸，用拇指按揉

方义 清胃经、清大肠、退六腑清泻湿热；揉百会、龟尾升提气机；按揉阴陵泉化湿祛邪，按揉三阴交滋阴利湿。

口 疮

口疮是指以口腔黏膜、舌、唇、齿龈、上腭等处发生溃疡为特征的一种小儿常见的口腔疾患。本病相当于西医的口腔炎,任何年龄均可发生,以2~4岁的小儿多见,一年四季均可发病。可单独发生,称为单纯性口腔炎;也可作为一种常见的症状出现于其他疾病之中,如普通感冒、消化不良等均能引起口腔溃疡。

【病因病机】

小儿口疮多由风热乘脾、心脾积热、虚火上炎所致,主要病变在心与脾,虚证常涉及肾。

1. 虚火上炎:因小儿肾的功能虚弱,若热病伤阴,或久泻不止,津液亏耗,肾阴不足,肾水不能制火,虚火上浮,发生口疮。

2. 心脾积热:因调护失宜,饮食不当,过食肥甘厚腻或是辛辣易生火的食物,蕴积生热,内火偏盛,邪热内积心脾,循经上炎口腔,发为口疮。

3. 风热乘脾:因外感风热之邪,外邪从表入里,侵袭脾胃,引动脾胃内热。脾开窍于口,脾胃所积之内热上攻于口,使口腔黏膜溃烂,导致口疮。

◎ 虚火上炎

【临床表现】 口舌溃疡,稀散色淡,不甚疼痛,反复发作或迁延难愈,颧红,口干不渴,舌红,舌苔少或花剥,脉细数。

【治则】 滋阴降火。

【处方】 清天河水300次,补肾经300次,揉二人上马200次,揉涌泉200次。

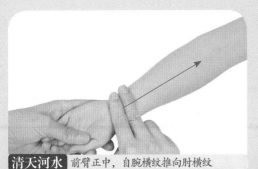

清天河水　前臂正中,自腕横纹推向肘横纹

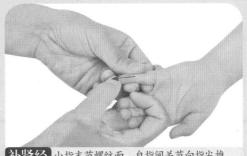

补肾经　小指末节螺纹面,自指间关节向指尖推

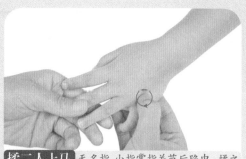

揉二人上马 无名指、小指掌指关节后陷中，揉之

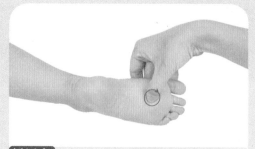

揉涌泉 屈足蜷趾时足心最凹陷中，用拇指揉

方义 清天河水清虚火；补肾经、揉二人上马滋阴降火；揉涌泉引火归元，使上炎之虚火回到下焦。

◎ 心火上炎 | 【临床表现】 舌上、舌边溃疡较多，色红疼痛，饮食困难，心烦不安，口干欲饮，小便短黄，舌尖红，舌苔薄黄，脉细数。
【治则】 清心泻热。

【处方】 清天河水 300 次，清心经 300 次，清小肠 300 次，揉小天心 100 次，清肝经 300 次。

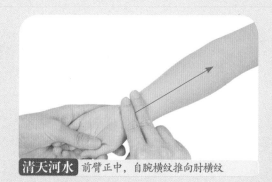

清天河水 前臂正中，自腕横纹推向肘横纹

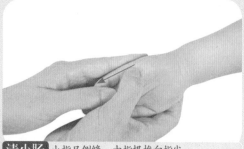

清心经 中指末节螺纹面，自指端向指根推

清小肠 小指尺侧缘，由指根推向指尖

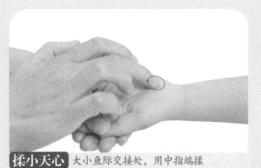

揉小天心 大小鱼际交接处，用中指端揉

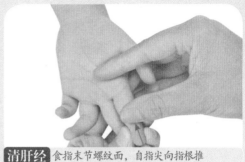

清肝经 食指末节螺纹面，自指尖向指根推

方义 清心经、清肝经导心火下行；心与小肠相表里，清小肠加强泻心火的作用；揉小天心、清天河水清心泻热。

◎ 风热乘脾

【临床表现】 以口颊、上腭、齿龈、口角溃疡为主，甚则满口糜烂，疼痛拒食，烦躁不安，经常啼哭，口臭，涎多，小便短黄，大便秘结。舌苔薄黄，脉浮数或滑数。

【治则】 清热解毒，通腑泻火。

【处方】 清脾经 300 次，清胃经 300 次，清天河水 300 次，退六腑 300 次，摩腹 5 分钟，按揉足三里、揉脾俞、揉胃俞各 100 次。

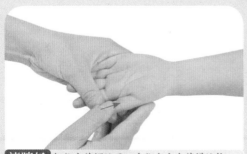

清脾经 拇指末节螺纹面，自指尖向末节横纹推

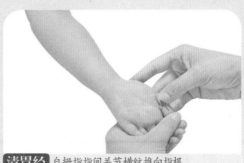

清胃经 自拇指指间关节横纹推向指根

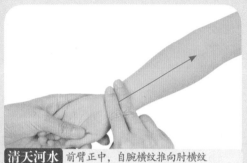

清天河水 前臂正中，自腕横纹推向肘横纹

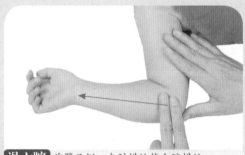

退六腑 前臂尺侧，自肘横纹推向腕横纹

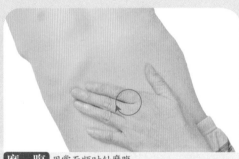

摩　腹 用掌面顺时针摩腹

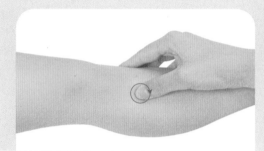

按揉足三里 外膝眼下3寸，胫骨外一横指，按揉

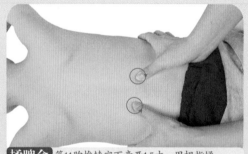

揉脾俞 第11胸椎棘突下旁开1.5寸，用拇指揉

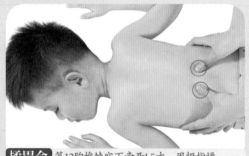

揉胃俞 第12胸椎棘突下旁开1.5寸，用拇指揉

方义　　清脾经、清胃经清泻脾胃积热，配合清天河水、退六腑通腑泻火；摩腹及按揉足三里、揉脾俞、揉胃俞健脾和胃，防止积热再生。

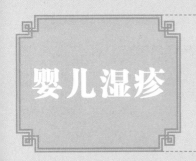

婴儿湿疹

婴儿湿疹是一种婴儿时期的过敏性皮肤炎症,俗称"奶癣"。由于患儿常对牛奶、母乳和蛋清等食物过敏,而引起变态反应性皮肤病,该病的发生还有一定的遗传因素。皮损形状各异,经常从头面部开始,遍及全身,以丘疱疹为主,呈多形性损害,有渗出倾向,反复发作,伴剧烈瘙痒。

【病因病机】

过敏因素是本病最主要的病因,有过敏体质家族史的婴儿容易发生湿疹。婴儿的皮肤角质层比较薄,毛细血管网丰富,对各种刺激因素较敏感,在过敏体质的基础上,加上诱因则容易发病。中医认为,本病的发生多因过敏体质,风湿侵袭,留于气血,或是出生后风湿客于肌肤而成。

◎ 婴儿湿疹

【临床表现】 斑点状红色斑疹,可发生于身体任何部位的皮肤,或密集,或呈散在分布。皮损形状各异,经常从头面部开始,遍及全身,流黄水,干燥时有黄色结痂。湿疹发病时皮肤极其瘙痒,患儿会因瘙痒难耐而去搔抓,可致出血,若护理不当则会继发感染。

【治则】 健脾化湿,清热解毒。

【处方】 补脾经 300 次,清肺经 300 次,推三关 300 次,清天河水 300 次,按揉大椎 200 次,风池、肩井各拿 5 次,按揉血海、阴陵泉各 200 次。

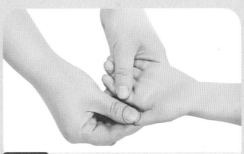

补脾经 拇指末节螺纹面,用拇指指面旋推

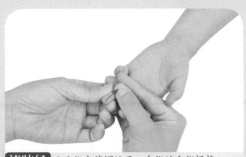

清肺经 无名指末节螺纹面,自指端向指根推

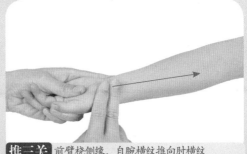

推三关 前臂桡侧缘,自腕横纹推向肘横纹

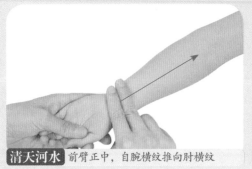

清天河水 前臂正中，自腕横纹推向肘横纹

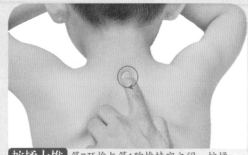

按揉大椎 第7颈椎与第1胸椎棘突之间，按揉

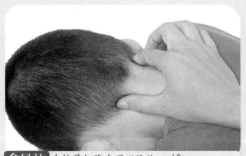

拿风池 在枕骨粗隆直下凹陷处，对拿

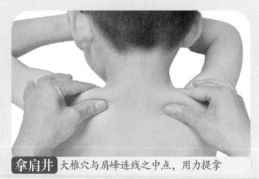

拿肩井 大椎穴与肩峰连线之中点，用力提拿

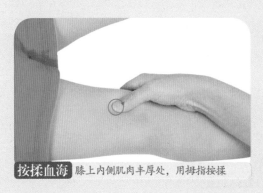

按揉血海 膝上内侧肌肉丰厚处，用拇指按揉

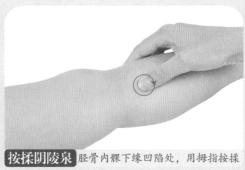

按揉阴陵泉 胫骨内髁下缘凹陷处，用拇指按揉

方义 补脾经、按揉阴陵泉健脾化湿；清肺经、清天河水配合推三关清热解毒透疹；按揉大椎、拿肩井、拿风池驱风散表邪，调和气血；按揉血海，取"治风先治血"之意，清泻血分邪热。

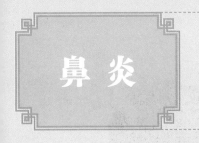

鼻 炎

鼻炎指的是鼻腔黏膜和黏膜下组织的炎症，表现为充血或者水肿，患者经常会出现鼻塞、流涕、鼻痒、喉部不适、咳嗽等症状。

【病因病机】

慢性扁桃体炎、鼻中隔偏曲、鼻窦炎等造成的反复感染，或长期外界刺激（如有害气体、粉尘等），均会导致鼻炎的发生。急性鼻炎反复发作，治疗不彻底是导致慢性鼻炎的最常见原因。鼻炎属中医学鼻渊范畴，其病位在肺，小儿肺脏娇弱，卫气不足导致卫外不固，易外感风热之邪或风寒之邪，入里化热，郁热浊涕阻闭鼻窍而成鼻渊；或因脾肺虚弱，肺弱则输布津液不利，脾虚则运化失职，两者共同导致痰湿滞留、阻塞鼻窍而成鼻渊。

◎ 气滞血瘀

【临床表现】 鼻塞明显，流鼻涕较多，鼻涕黏黄或黏白，嗅觉迟钝，伴有咳嗽痰多，声音重浊，检查可见鼻内肿胀，呈桑葚样。舌质暗红或色紫，脉弦或涩。

【治则】 理气活血，宣通鼻窍。

【处方】 开天门 50 次，推坎宫 50 次，揉太阳 200 次，揉百会 200 次，揉外劳宫 200 次，掐揉合谷 200 次，黄蜂入洞 50 次，揉迎香 200 次。

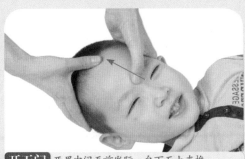

开天门 两眉中间至前发际，自下而上直推

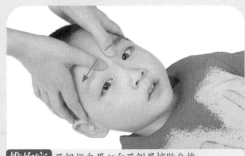

推坎宫 两拇指自眉心向两侧眉梢做分推

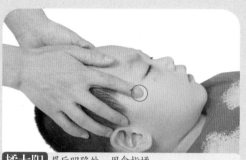

揉太阳 眉后凹陷处，用食指揉

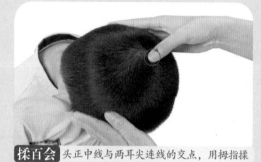

揉百会 头正中线与两耳尖连线的交点，用拇指揉

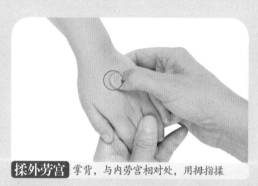

揉外劳宫 掌背，与内劳宫相对处，用拇指揉

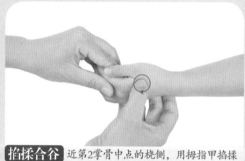

掐揉合谷 近第2掌骨中点的桡侧，用拇指甲掐揉

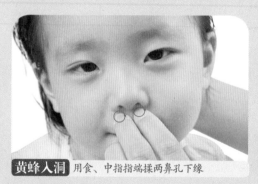

黄蜂入洞 用食、中指指端揉两鼻孔下缘

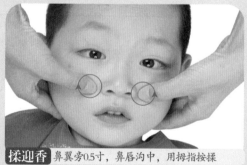

揉迎香 鼻翼旁0.5寸，鼻唇沟中，用拇指按揉

方义 开天门、推坎宫、掐揉合谷、揉太阳、揉外劳宫疏风解表，散寒理气；揉百会宣通肺气而开鼻窍；黄蜂入洞、揉迎香宣通鼻窍。

◎ 肺脾气虚

【临床表现】　鼻塞时轻时重,鼻涕清稀,遇寒加重,嗅觉减退,咳嗽痰稀,面色苍白,食欲不佳,神疲乏力,少气懒言,或伴有头痛、头晕,检查见鼻内肿胀色淡。舌淡,舌苔白,脉细弱。

【治则】　补脾益肺,宣通鼻窍。

【处方】　补肺经 300 次,补脾经 300 次,补肾经 300 次,开天门 50 次,推坎宫 50 次,揉太阳 200 次,黄蜂入洞 50 次,揉迎香 200 次。

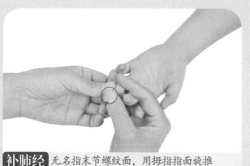

补肺经 无名指末节螺纹面,用拇指指面旋推

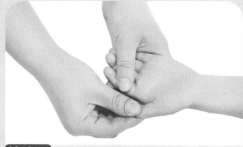

补脾经 拇指末节螺纹面,用拇指指面旋推

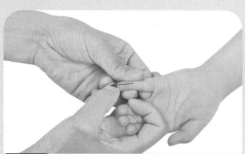

补肾经 小指末节螺纹面,自指间关节向指尖推

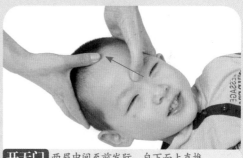

开天门 两眉中间至前发际,自下而上直推

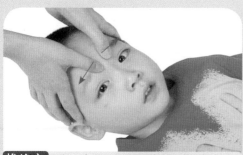

推坎宫 两拇指自眉心向两侧眉梢做分推

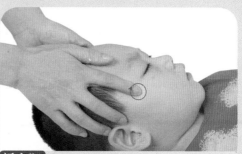

揉太阳 眉后凹陷处,用食指揉

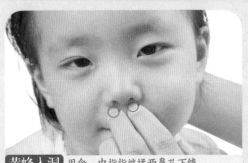

黄蜂入洞 用食、中指指端揉两鼻孔下缘

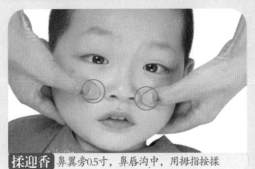

揉迎香 鼻翼旁0.5寸，鼻唇沟中，用拇指按揉

方义 　补肺经、补脾经、补肾经补益肺脾之气而增强机体的抵抗力；开天门、揉太阳、推坎宫疏风解表,理气散寒；黄蜂入洞、揉迎香宣通鼻窍。

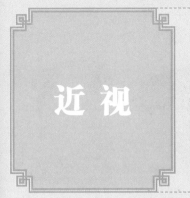

近视

近视分为假性近视和真性近视。假性近视是由于学习、工作用眼时间过长，或光线照明不佳等造成睫状肌痉挛，导致晶状体不能舒张，晶状体的屈光度比正常人高，折射光线落在视网膜前面，看不清远处的东西，这种情况下眼轴没有增长；而真性近视是因为眼轴增长，导致视网膜后移，经过晶状体折射后的光线只能落在视网膜前面，看不清远处的东西。本病多发生于少年，假性近视没有得到适当治疗，往往会发展成为真性近视。

【病因病机】

小儿脏腑发育尚未完善，精气不充，此时过度或不适当用眼会造成眼部过度疲劳，易导致假性近视的发生。假性近视没有得到休息或适当治疗，往往发展成为真性近视。推拿对假性近视的治疗效果较好。

◎ 近视

【临床表现】　眼睛看近清楚，看远模糊。可伴有眼胀、头痛、失眠健忘、神疲乏力。低中度者眼底一般无变化，用凹球面透镜能增进视力。高度近视者可见程度不等的眼底退行性改变。

【治则】　补益肝肾，明目解痉。

【处方】　补肾经300次，推坎宫50次，揉四白10次，拿风池5次，揉眉心10次，掐揉合谷200次，揉肾俞、肝俞各200次。

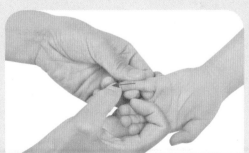

补肾经 小指末节螺纹面，自指间关节向指尖推

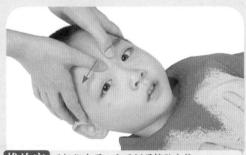

推坎宫 两拇指自眉心向两侧眉梢做分推

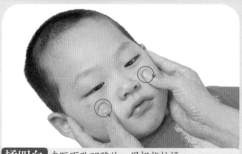

揉四白 在眶下孔凹陷处,用拇指按揉

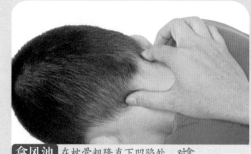

拿风池 在枕骨粗隆直下凹陷处,对拿

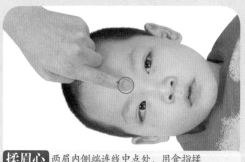

揉眉心 两眉内侧端连线中点处,用食指揉

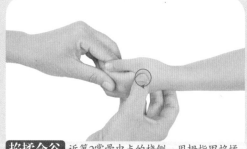

掐揉合谷 近第2掌骨中点的桡侧,用拇指甲掐揉

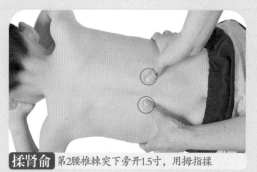

揉肾俞 第2腰椎棘突下旁开1.5寸,用拇指揉

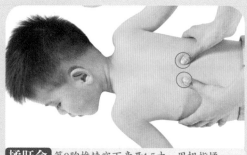

揉肝俞 第9胸椎棘突下旁开1.5寸,用拇指揉

> **方义** 补肾经、揉肝俞、揉肾俞补益肝肾,"肝开窍于目",肝肾之精充足,则目受濡养而能视;推坎宫,揉四白,揉眉心疏通局部气血,明目解痉;掐揉合谷,拿风池具有明目的作用。

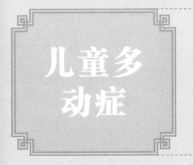

儿童多动症

儿童多动症是儿童时期一种较常见的行为异常性疾患。以难以控制的动作过多、注意力不集中、情绪不稳、冲动任性、有不同程度学习困难为特征,在家庭及学校均难与人相处,但患儿智力正常或接近正常。本病男孩多于女孩,好发于6~14岁的孩子,发病与遗传、环境、产伤等有一定关系。本病预后良好,绝大多数患儿到青春期可逐渐好转进而痊愈。

【病因病机】

一般认为产前、产时或产后的轻度脑损伤是主要致病因素,与脑外伤、中毒等有关。小儿先天禀赋不足,产时或产后损伤,或后天护养不当,或大病久病之后失于调护,或惊恐过度等均为发病原因。

本病病位涉及心、肝、脾、肾。若阴虚阳亢,心阴不足,心阳亢盛化火,扰动心神而见心神不宁,多动不安;若脾气虚弱,则言语冒失,心思不定,难以自控;肾精不足,脑海不充则神志不聪,神明失养。

◎ 心脾两虚

【临床表现】　精神涣散,神疲乏力,多动不安,情绪不稳,头晕健忘,思维缓慢,面色萎黄,食欲不振,大便溏泻,舌淡苔白,脉细弱。
【治则】　补益心脾,开窍宁神。

【处方】　清补心经300次,补脾经300次,揉百会、按揉足三里各200次,揉脾俞、心俞各200次,按揉气海、关元各200次。

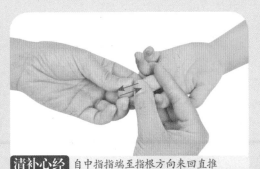

清补心经　自中指指端至指根方向来回直推

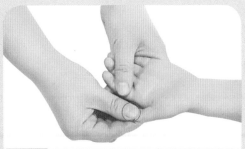

补脾经　拇指末节螺纹面,用拇指指面旋推

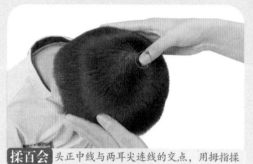

揉百会 头正中线与两耳尖连线的交点，用拇指揉

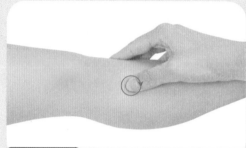

按揉足三里 外膝眼下3寸，胫骨外一横指，按揉

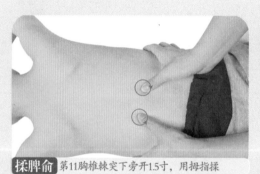

揉脾俞 第11胸椎棘突下旁开1.5寸，用拇指揉

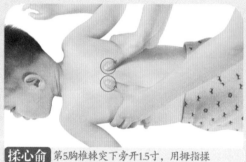

揉心俞 第5胸椎棘突下旁开1.5寸，用拇指揉

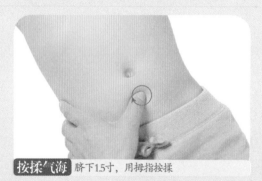

按揉气海 脐下1.5寸，用拇指按揉

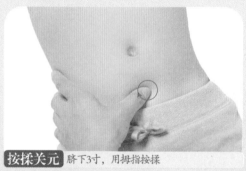

按揉关元 脐下3寸，用拇指按揉

方义 清补心经、补脾经、揉心俞、揉脾俞补益心脾之气；揉百会开窍宁神；按揉足三里、气海、关元补益气血。

◎ 肝肾阴虚

【临床表现】　神思不定,冲动任性,烦躁多动,难以自控,夜卧不宁,五心烦热,唇干舌燥,形体消瘦,潮热盗汗,大便干结,小便色赤,舌红少苔,脉弦细数。

【治则】　补肾,泻火安神。

【处方】　清肝经 300 次,清心经 300 次,补肾经 300 次,揉二人上马 200 次,揉百会、揉肾俞、按揉三阴交各 200 次。

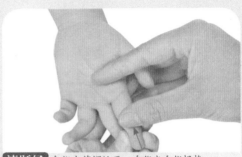

清肝经 食指末节螺纹面,自指尖向指根推

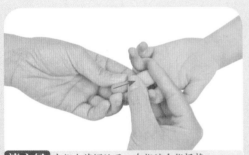

清心经 中指末节螺纹面,自指端向指根推

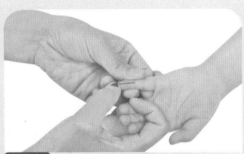

补肾经 小指末节螺纹面,自指间关节向指尖推

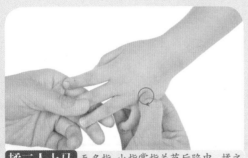

揉二人上马 无名指、小指掌指关节后陷中,揉之

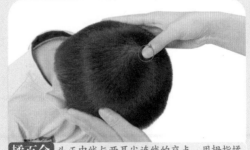

揉百会 头正中线与两耳尖连线的交点,用拇指揉

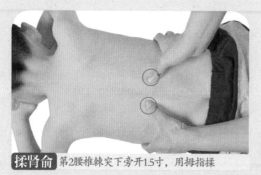

揉肾俞 第2腰椎棘突下旁开1.5寸，用拇指揉

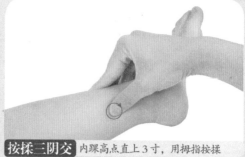

按揉三阴交 内踝高点直上3寸，用拇指按揉

方义　补肾经、揉二人上马、揉肾俞、按揉三阴交滋阴补肾；清心经、清肝经配合揉百会泻火安神。

微信扫描二维码
免费看教学视频

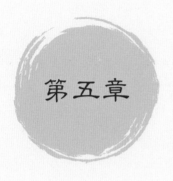

第五章

小儿保健推拿

　　小儿推拿手法能够通过调理脏腑气血、疏通经络等方式提高小儿抵抗力，从而降低一些疾病的发病率，既保证小儿的健康发育，又能够减轻家庭负担。小儿保健推拿手法简单易行，只要持之以恒便能取得明显的疾病预防效果。

小儿保健推拿手法

早在五千年前我们伟大的祖国医学便提出了预防疾病的思想。《黄帝内经》云:"上工治未病,不治已病。"这句话的意思是指具有高超医术的良医在行医的过程中,往往更善于预防一些疾病,而不是等发病的时候再进行诊治。预防疾病的思想也是全世界中西医卫生事业的共识。小儿保健推拿手法操作简单,无痛舒适,既能强身健体,又能起到预防疾病的作用,易于被家长及儿童所接受。著名医家孙思邈在他的著作《备急千金要方》中记载:"推拿日三遍,一月后百病并除,行及奔马,此养生之法。"这说明自古以来中医的推拿手法就具有保健的作用。历代医家还记载了推拿防治小儿多种疾病的方法,尤其到明清时代小儿推拿手法已形成了完整的独立体系,并且在民间广为流传。

小儿具有生机蓬勃,生长迅速,抵抗力弱,易被传染等生理特点。在小儿快速的生长发育过程中对营养的需求量大,因此小儿脏腑功能对于其生长发育具有重要意义。中医认为"脾胃为后天之本",脾胃功能的强健与否直接关系到对营养成分的吸收能力。通过一些保健推拿手法能调理小儿脏腑机能,促进脾胃功能,从而保证小儿生长发育所需要的各种营养成分得到充分吸收,为小儿的健康成长提供最基本的条件。

《黄帝内经》云:"正气存内,邪不可干。"如果人体的正气充沛,就能加强对疾病的抵抗力,这样外界的一些致病因素就不容易影响人体。小儿推拿手法能够通过调理脏腑气血、疏通经络等方式提高小儿机体的抵抗力,从而降低一些外感疾病的发病率,既保证小儿的健康发育,又能够减轻家庭负担。小儿保健推拿手法简单易行,只要持之以恒便能取得明显的疾病预防效果,下面介绍一些常用的小儿保健推拿方法。

(一)头面部推拿保健

头面部,不论是在中医理论或是西医理论中,都属于人体各部组织器官的重中之重。中医认为"头为诸阳之会",在中医的经络理论中人体手、足三阳经的经气共同汇聚于头面部,为全身阳气所聚之处。头面部经气的畅通与脏腑气血关系密切。

此外,"头为精明之府",中藏脑髓,大脑为人体神经系统的高级中枢,是全身各种功能活动的总指挥官。小儿正处于神经系统高度发育的时期,头面部的保健推拿能够升举五脏六腑之气,充养脑髓,从而促进小儿智力发育与身体成长。

头面部的眼、鼻、口、唇、耳等五官七窍分别对应人体五脏,既能反映脏腑气血,协助疾病诊断,又能够调畅脏腑气血,预防治疗各种疾病。

1. 头面部保健推拿常用穴位

百会,天门,坎宫,太阳,迎香,四白。

2. 头部保健推拿手法

【处方】 揉百会 100 次,开天门 50 次,推坎宫 50 次,揉太阳 100 次,揉迎香 30 次,揉四白 30 次。

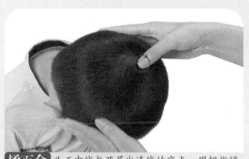

揉百会 头正中线与两耳尖连线的交点,用拇指揉

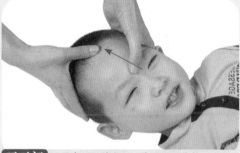

开天门 两眉中间至前发际,自下而上直推

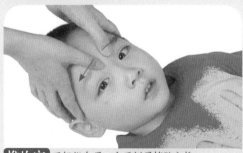

推坎宫 两拇指自眉心向两侧眉梢做分推

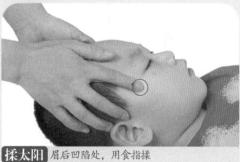

揉太阳 眉后凹陷处,用食指揉

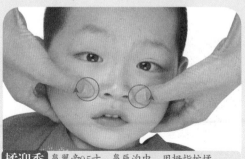

揉迎香 鼻翼旁0.5寸,鼻唇沟中,用拇指按揉

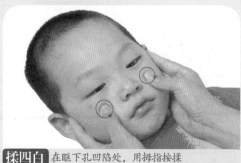

揉四白 在眶下孔凹陷处,用拇指按揉

【**作用**】 以上小儿头面部保健推拿方法能祛风散邪,清利头目,健脑醒神。通过对头面部以及一些穴位的刺激能加速小儿头面部的血液循环,促进新陈代谢,提高身体免疫力与抗病能力,同时还能加强脑细胞的神经功能,从而促进小儿脑部智力发育。

【**注意事项**】 操作者在做小儿头面部推拿时要控制好指力的强弱,并且做到均匀、柔和、适中,尤其对于囟门未闭的小儿,应避开对囟门位置的强烈刺激。

(二)颈项部推拿保健

颈项部是人体头面部连接躯干部的枢纽,头与胸之间称为"颈",头与背之间称为"项"。从中医经络理论的角度来看,督脉、任脉、手足三阳与足三阴的经络均与颈项部有密切的联系,是全身阴阳之气上下沟通的主要通道。颈项部有重要的动脉、神经经过,沟通大脑与全身各部,是大脑发挥调控作用的重要关卡。因此,做好颈项部的推拿保健能够强身健体,促进小儿生长发育。

1. 颈项部常用穴位

耳后高骨,风池,天柱骨,天突。

2. 颈项部保健推拿手法

【**处方**】 揉高骨 100 次,揉风池 30 次,推天柱骨 200 次,揉天突 100 次。

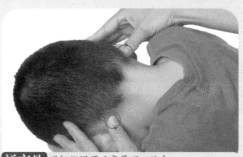

揉高骨 用拇指揉耳后高骨下凹陷中

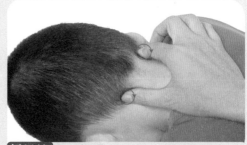

揉风池 在枕骨粗隆直下凹陷处,按揉

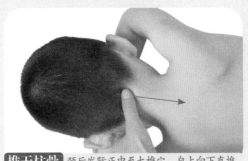
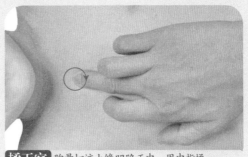

推天柱骨 颈后发际正中至大椎穴，自上向下直推　　**揉天突** 胸骨切迹上缘凹陷正中，用中指揉

【作用】　通过对小儿颈项部肌肉的推拿保健手法，能够预防与治疗小儿斜颈。颈部血液循环的通畅能够改善小儿脑部的血液供给，有利于促进小儿的智力发育。项部的风池穴、天柱骨能够祛风散邪，预防感冒。此外，推拿耳后高骨还能改善睡眠质量，尤其是针对有惊风、夜啼症状的小儿，能够起到镇静安神的作用。

【注意事项】　由于颈部有重要的神经、血管及淋巴结等组织，故推拿手法宜轻不宜重。

（三）上肢部推拿保健

在中医儿科推拿的理论中，上肢部分布有大量的穴位，是全身穴位最多的部分。在大脑皮层功能分区中，上肢部尤其是手部占的面积较大。刺激上肢部穴位能反射性地加强大脑皮层的信息传递，从而促进小儿脑部发育。而且上肢部推拿方法方便易行，随时随地可以进行操作，有利于长期坚持。

1. 上肢部常用经穴

脾经，肝经，肺经，肾经，板门，四横纹，内八卦，三关，六腑。

2. 手部保健推拿方法

【处方】 补脾经 300 次,清肝经 100 次,补肺经 300 次,补肾经 300 次,揉板门 100 次,推四横纹 100 次,顺运内八卦 50 次,推三关 300 次,退六腑 100 次。

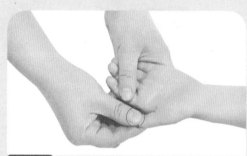

补脾经 拇指末节螺纹面,用拇指指面旋推

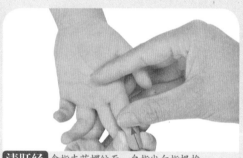

清肝经 食指末节螺纹面,自指尖向指根推

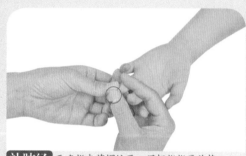

补肺经 无名指末节螺纹面,用拇指指面旋推

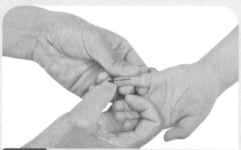

补肾经 小指末节螺纹面,自指间关节向指尖推

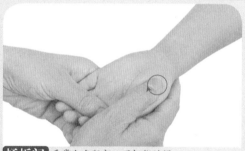

揉板门 手掌大鱼际部,用拇指端揉

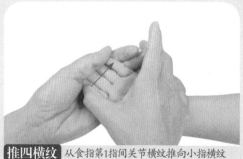

推四横纹 从食指第1指间关节横纹推向小指横纹

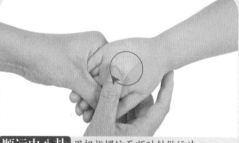

顺运内八卦 用拇指螺纹面顺时针做运法

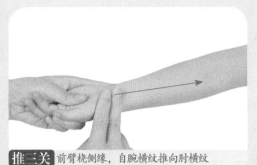

推三关 前臂桡侧缘，自腕横纹推向肘横纹

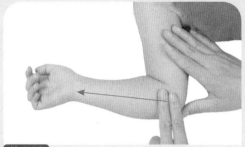

退六腑 前臂尺侧，自肘横纹推向腕横纹

【作用】 通过手部保健推拿能够通调五脏六腑之气血,促进小儿脾胃功能,尤其对纠正小儿偏食和预防厌食、疳积等消化系统疾病有较好的疗效,能保证机体生长发育所需营养成分的消化与吸收。此外,这些手法还能提高小儿的免疫力,能预防外感、惊风、夜啼等疾病的发生。

【注意事项】 调理脏腑之气的手法可长期坚持操作,由于穴位感觉较敏感,在点穴的时候操作者应注意力度,避免引起小儿的不适与反感。

（四）胸腹部推拿保健

中医认为"腹为阴,背为阳",胸腹部是脏气深聚的地方。人体的胸腔、腹腔容纳有心、肺、肝、胆、胰、脾、肾、肠、胃等重要的内脏器官,小儿的胸壁较薄,以腹式呼吸为主。平时进行适当的保健推拿能够促进胸腹腔肌肉、骨骼的发育,增加心肺功能,调节内脏神经功能,促进肠胃消化功能,并且还能在一定程度上预防漏斗胸、鸡胸等胸部畸形的发生。

1. 胸腹部常用穴位

膻中,中脘,关元,天枢。

2.胸腹部保健推拿手法

【处方】 揉膻中 100 次,搓摩胁肋 100 次,摩中脘 5 分钟,摩腹 5 分钟,按揉关元 150 次,揉天枢 100 次。

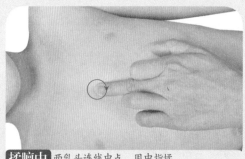

揉膻中 两乳头连线中点,用中指揉

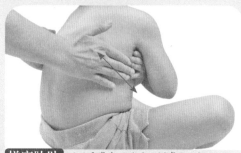

搓摩胁肋 用两手掌自两胁腋下搓摩至天枢处

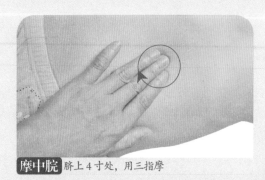

摩中脘 脐上 4 寸处,用三指摩

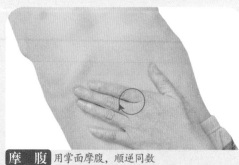

摩 腹 用掌面摩腹,顺逆同数

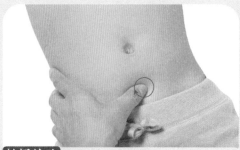

按揉关元 脐下3寸,用拇指按揉

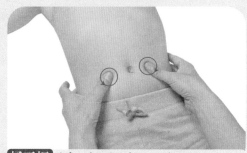

揉天枢 脐旁2寸,左右各一,用拇指揉

【作用】　胸腹部推拿保健手法主要以加强小儿的心肺功能和脾胃功能为主，兼以补气行血。其中摩腹手法能够调理肠胃功能，预防便秘与腹泻的发生。对位于小腹部的关元等穴位的推拿还能够补虚固本，预防小儿遗尿，促进小儿生长发育。

【注意事项】　小儿胸壁较薄，在做分推与擦抹等手法时应注意力量的控制，防止压迫胸腔阻碍呼吸功能，甚至造成外伤等。腹部手法在操作的过程，力度可以适当地加大。摩腹的方向应该根据小儿的体质，正确地选择补、泻方向。若小儿平素的大便较干硬，应选择顺时针方向的泻法，若平素大便多不成形，则应选择逆时针方向的补法，并且适当地延长搓掌温腹手法的操作。

（五）背腰骶部推拿保健

中医认为"腹为阴，背为阳"，腰背部是阳气深聚的地方。从经络理论来看，人体腰背部分布着重要的背腧穴。背腧穴是人体五脏六腑之气输注于腰背部的地方，与五脏六腑有着密切联系。临床上，背腧穴常用来治疗脏腑病症，尤其在补虚、固本等方面具有奇效。做好小儿腰背部推拿保健能够调节心、肺、脾胃、肾等脏器机能，增强身体免疫力，促进身体正常发育。腰背部推拿手法能够帮助小儿脊柱肌肉与骨骼的发育，使肢体强壮，从而纠正不良姿势，预防驼背、脊柱侧歪等现象，使小儿肢体发育更完美。

1.背腰骶部常用穴位

肩井，脊，腰骶，龟尾。

2. 背腰骶部推拿保健方法

【处方】 拿肩井 50 次、捏脊 5 遍、擦腰骶 50 次、揉龟尾 100 次。

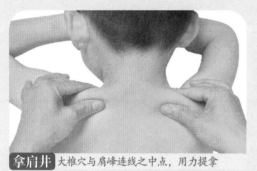

拿肩井 大椎穴与肩峰连线之中点，用力提拿

捏 脊 自龟尾至大椎穴，自下向上挤捏推进

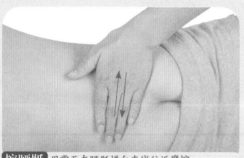

擦腰骶 用掌面在腰骶横向直线往返摩擦

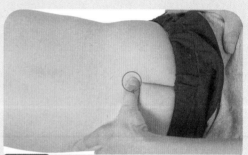

揉龟尾 尾椎骨端，用拇指揉

【作用】 背部的推拿保健手法能够宽胸理气，祛风散寒，促进心肺功能，提高免疫力，预防肺系疾病的发生；腰骶部的推拿保健手法能够补气固本，温阳止遗，预防小儿遗尿、脱肛等虚弱性疾病，并能促进生长发育；捏脊在调理小儿脾胃功能与提高免疫力方面具有奇效，能够预防小儿厌食、偏食、疳积等消化系统疾病的发生。

【注意事项】 在做腰背骶部推拿保健手法的时候，可以加一些推拿介质，如推拿乳、橄榄油等。当流感盛行的时期，可以适当增加推背部膀胱经的操作，并且点按大椎、肺俞等穴位至局部发红发热，能起到预防流感的作用。揉龟尾适用于肠胃偏于虚寒的小儿，能起到预防泄泻、脱肛的作用，而对于肠腑积热伴大便干硬的小儿则应酌情减少对该方法的使用。捏脊手法虽然效果显著，但是由于该手法对皮肤的刺激量较大，在操作过程中容易造成疼痛，操作者应该循序渐进，手法由轻到重，让小儿有一个适应的过程，这样易于被小儿接受。

（六）下肢部推拿保健

在大脑皮层功能分区中,下肢部与上肢部同样占了较大的面积。下肢部穴位刺激能反射性的加强大脑皮层的信息传递,促进小儿脑部发育。在中医经络理论中,下肢部分布有足三阴、足三阳经脉,能够调理全身脏腑气血。这也是中医理论中"上病下治"的理论依据所在。下肢部推拿保健能促进小儿肢体发育,预防各种肢体畸形的发生。

1. 下肢部常用穴位

足三里,三阴交,解溪,涌泉。

2. 下肢部推拿保健方法

【处方】　按揉足三里100次,按揉三阴交100次,揉解溪100次,揉涌泉100次。

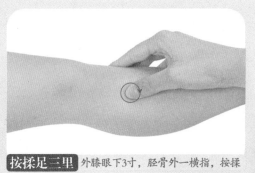
按揉足三里　外膝眼下3寸,胫骨外一横指,按揉

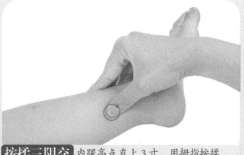
按揉三阴交　内踝高点直上3寸,用拇指按揉

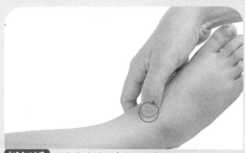
揉解溪　踝关节前横纹中点,用拇指揉

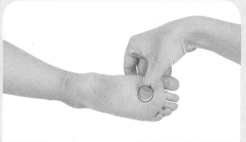
揉涌泉　屈足蜷趾时足心最凹陷中,用拇指揉

【作用】 按揉穴位能够健脾益气,加强小儿脾胃功能,增加食欲,促进营养消化与吸收,有利于小儿健康成长;推拿涌泉能够协调阴阳,改善小儿睡眠,预防夜啼、惊风的发生。此外,肌肉的推拿保健手法能够调节小儿骨骼与肌肉发育,预防"O"形腿、"X"形腿等下肢畸形的发生。

【注意事项】 在推法的操作过程中可以适当加一些推拿介质,从而加强推拿保健效果。对足底与涌泉穴的按揉,适合在晚上入睡前进行。对于有脐周腹痛、厌食或是喜欢吃咬异物的小儿,除了要着重对胃经的推拿保健以外,还应加大对百虫穴的刺激量。

二 四季时令保健与推拿要点

我国古代,把一年划分为二十四个节气。其中又以"立春、立夏、立秋、立冬"四个节气作为春、夏、秋、冬四季之始。中医理论讲究天人合一,人生活在大自然中,必须顺应自然的变化而调摄养生。因此,早在我国古代就有关于四季养生的记载。其中,中医经典著作《黄帝内经》中有关于"春三月""夏三月""秋三月""冬三月"的详细养生方法的记载。这是人体顺应自然变化的高度体现。

前文已述,小儿具有免疫力弱、易被传染等生理特点。因此,在季节更替的时候机体往往不能做出很快的自我调整,容易引起外感疾病。家长与保育人员如果能在四季的变化中,把握住时令保健便能大大降低小儿的发病率,促进小儿健康成长。

(一)春季小儿保健

春三月从立春初始,前后经过雨水、惊蛰、春分、清明、谷雨共六个节气,结束于立夏的前一天。春三月阳气升发、春回大地、生机盎然,是一年中最好的季节。因此,也就有了"一年之计在于春"的说法。小儿的养生保健也从这个时候开始进入一个新的循环。春季保健的关键在于顺应春天"生""升""发"的特点。万物始生,此时小儿的生长发育也是萌发阶段,保健的方法是以促进小儿的生长发育为主。

饮食上,可以适当增加一些具有升发特性的食物,例如豆芽、韭菜、春笋、菠菜、山药等。

此外,按五行理论,春属木,应于肝气。因此,春季小儿应该减少羊肉、辛辣、虾等发物的食用,以防引起肝火。

穿着上,应该坚持既保暖又宽松的原则。中医认为"春捂秋冻",春天要注意保暖,才能使毛孔开放,阳气得到疏泄。如果减衣过早,毛孔紧闭,阳气郁闭于体内不能得到疏泄,容易引起疾病,妨碍小儿的生长发育。此外,春季温度变化较大,尤其在每个节气到来的前后2~3天易发生骤变,家长应该关注节气变化为小儿添衣减衣。

睡眠上,春天早晨太阳出来较早,应该要让小儿养成早起的习惯。但是,春季小儿容易疲乏犯困,因此每天要保证足够的午睡时间。

春季小儿推拿保健的重点在于升发阳气,疏理肝气,由于春季阳气渐渐浮越,因此推拿手法不宜过重。头为诸阳之会,升发阳气应从头部开始。首先,小女孩应该多用梳子梳头发,刺激头皮,让头发得到舒展。推拿手法上可采用分梳头部五经、敲抓头皮、调督健脑激发阳气,通过扫散头部两侧的少阳经疏肝理气。

(二)夏季小儿保健

夏三月从立夏初始,前后经过小满、芒种、夏至、小暑、大暑等六个节气,终止于立秋的前一天。夏季是阳气最盛的季节,天地气交,万物华实。中医认为"春生夏长",春天是萌芽阶段,夏天就是万物繁荣生长的季节。夏季是人体新陈代谢最旺盛的时期,也是小儿生长发育最快的季节。夏季小儿保健要遵循"阳气外露"的特点,"助阳养阳"促进生长发育。但是,夏季也是各种胃肠疾病、皮肤疾病的好发季节,应该做好预防工作。

饮食保健是夏季小儿保健的重中之重。首先,要保证小儿生长发育所需的各种营养成分的供给,满足夏季身体快速生长发育的特点。多补充鱼、肉、蛋、奶制品等富含蛋白质的食品,做法上以清淡可口为主。每天适当补充一些具有消暑作用的瓜类、绿豆汤等。由于夏天炎热,小儿体液会大量流失,因此补充足够的水分、无机盐、维生素至关重要。中医认为"春夏养阳",有些家长可能不理解其中的道理。夏季天气炎热,小儿又是属于"纯阳之体",因此在夏季容易贪凉。往往会无节制地食用大量冷饮,久而久之脾胃受寒,消化功能减弱,甚至患上肠胃疾病。因此,夏季在饭菜的烹调中适当添加一些生姜、陈皮、广木香等理气温胃的中药能预防小儿胃肠疾病。此外,夏季也是各种消化道传染病的高发季节。家长除了要加强对食物的卫生控制,还应该对小儿进行卫生常识教育,预防病从口入。

穿着上要同时注意防暑、防空调。夏季天气炎热,穿着过多容易引起中暑、痱子等病症,因此要注意适时减衣。但是,随着现代生活水平提高,风扇、空调都是家家户户必备的家电。家长应该注意在空调房间里做好小儿的保暖,预防空调病。

睡眠上仍然要坚持早起,趁着清晨温度尚未过高,到户外活动,呼吸新鲜空气。每天中午保持 1 个小时左右的午睡时间。

夏季小儿推拿保健的重点在于祛暑除湿、清心除烦、健脾益气,由于夏季阳气浮越于表,因此推拿手法宜轻、快、浅。

夏季暑湿较重,中医认为湿邪最容易伤害的是脾。小儿脾胃本身较弱,如果加上夏季湿邪所困,容易引起厌食、消化不良、腹胀、腹泻等脾胃疾病。因此,家长可以通过清补脾经、捏脊、清胃经、运板门、推拿下肢前侧的胃经、摩腹等手法,健脾益气,祛湿化浊。

长痱子是小儿夏季常见现象,发作时奇痒难忍,影响小儿健康成长。长痱子是小儿心火旺盛的表现。除了外用痱子粉以外,家长可以通过一些推拿手法,例如清心经、按揉内劳宫和外劳宫、推大椎、清天河水、退六腑等达到清心祛火、除烦止痒的功效,从而预防中暑、痱子等。

(三)秋季小儿保健

秋三月从立秋开始,前后经过处暑、白露、秋分、寒露、霜降等六个节气,终止于立冬的前一天。随着盛夏消退,阳气渐收,阴气渐长,秋季是阳盛阴长的转折点,天气由热转凉。中医认为秋天是一种肃杀之气,为了冬天的藏做准备。此时万物成熟收获,落叶飘零,天气凉爽,是小儿参加户外活动的好时节。但是,秋季天干物燥,若小儿体内带着盛夏的余热,加上秋天的干燥,燥热之邪则可伤阴,引起皮肤和口鼻干燥、口渴、便秘、咳嗽等症状。因此,秋季的保健以收敛阳气、滋阴润肺为主。

在饮食上,总体以养阴生津为主,可配合使用银耳、百合、蜂蜜、沙参等具有滋阴作用的食材。由于天气干燥,家长应当及时为小儿补充足够水分。秋季体内缺水容易导致外感疾病,引起发热、咳嗽。适当补充水果能增加维生素的摄取,从而起到预防感冒的作用。秋季水果以梨子、苹果、橘子、猕猴桃、葡萄等应季水果为宜。此外,应注意避免让小儿食用温燥、辛辣之品,例如羊肉、鸡、韭菜、葱、姜等。

穿着上,由于秋季天气转凉,应当给小儿适时添衣。但是,秋季早晚阴凉,中午往往气温仍较高,此时穿着过多同样容易引起感冒。中医还认为"春捂秋冻",这是因为秋季人体的阳气应该得到收敛。如果人体穿着过多或是处于温度较高的室内环境,毛孔处于过度开放状态,阳气外泄,不利于养生。因此,秋季虽然要适时给小儿添衣,但是切忌不能穿着过厚,既不符合中医的秋季养生,也容易引起感冒。

睡眠上可以让小儿适当晚起,等到太阳升起再到户外活动,呼吸新鲜空气。

秋季小儿的保健推拿以预防外感、清肺润肺为主,由于秋季阳气渐入于里,因此推拿手法宜稍重、稍缓。家长可以通过清补肺经、鼻部推拿(点揉迎香、山根、印堂、四白、风池等)、捏脊、按揉足三里、揉大椎、推背部等手法增强小儿肺功能,提高免疫力,预防外感疾病。此